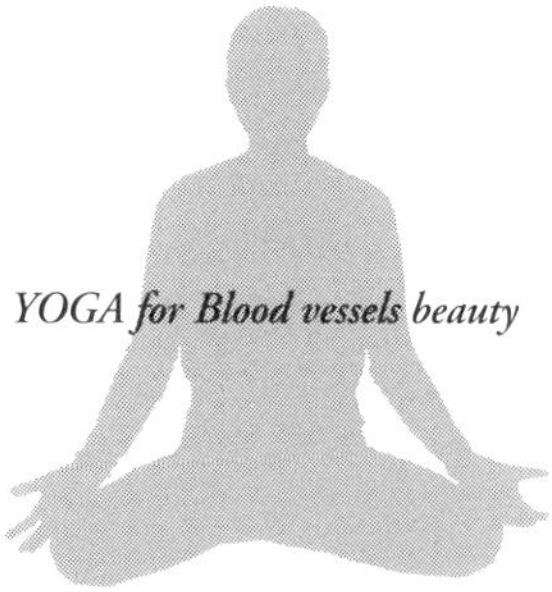

YOGA for Blood vessels beauty

医師もすすめる
血管美人YOGA《ヨガ》

ヨガ講師・栄養士
仁平美香
医師・日本抗加齢
医学会専門医
宮山友明

BAB JAPAN

はじめに

本書を手にとっていただき、ありがとうございます。
「女性のためのヨガ協会」の仁平美香です。

血管のやわらかさ、しなやかさが、身体や心の若さやお肌のツヤやハリなど、見た目の年齢と比例することを知っていますか？

私がヨガで大切にしていることは、〝呼吸〟です。そして、血管をやわらかくするためのキーワードの大きな柱のひとつも〝呼吸〟です。

簡単に思える呼吸ですが、力んで余計な筋肉を使っていたり、ストレスや緊張で吸うのも吐くのも浅くなっていたりと、〝力みのない呼吸〟ができていない人が実は意外と多いんです。

本書で紹介していく『血管美人ヨガ』を実践していくと、力みのない姿勢がつくられ、力みのないゆるんだ呼吸ができるようになっていきます。この姿勢や呼吸が血管をしなやかにし、お肌の若々しさやウエストライン、レッグラインを整えることにつながっていきます。

息をすること、立つこと、座ること、食べること、眠ること。誰もが生きていく上で欠かせないことを少し変えることで血管はゆるまり、身体と心が若返ります。

この本が、呼吸や生活を見直し、身体づくりを続けていくきっかけになれば嬉しく思います。

女性のためのヨガ協会代表　仁平美香

千葉大学医学部付属病院循環器内科で心臓専門医として診療をするかたわら、日本抗加齢医学会専門医として、アンチエイジング医学などに関わっている医師の宮山友明です。

〝血管老化〟という言葉は、見た目の老化や内面の老化に抗う方法として、アンチエイジング専門医の間では常に話題の中心となっています。

老化の進行は生まれたその瞬間から始まり、年齢と共に進行し、日々の不摂生や間違った健康習慣が原因で実年齢を超えて促進されてしまいます。しかし、正しい知識があれば、その進行をゆるやかにすることができます。

本書の目的は、子どもから大人まで男女を問わず、血管老化の知識とヨガを通じて、正しい健康習慣を身につけていただくことにあります。覚えようとして読む必要はまったくなく、読みものとして一読してみてください。みなさんの潜在意識に働きかけ、自然とアンチエイジング脳が備わることでしょう。

医師　宮山友明

〈この本の使い方〉

ダイエットをしても痩せにくい、疲れやすい、顔色がいつも悪い、むくみやすい、冷え性、肌がガサガサする、たるみが気になる、シワ、シミ…etc。もしかしたら、その不調は血管のかたさや血流の滞りが原因かもしれません。

本書では、ヨガ講師で栄養士の仁平美香と、循環器内科医で日本抗加齢医学会専門医の宮山友明がそれぞれ、血管や血流、自律神経の仕組みなどを分かりやすく解説していきます。また、しなやかな血管をつくるための呼吸法や、強く美しい血管づくりのための食事や生活術、血管美人のためのヨガワークを紹介します。簡単なワークが中心なので、ヨガが初めての人でも心配ありません。

まずは末端からゆるめて、無理のない範囲で気になったワークからスタートしてみてください。朝におすすめなワークには太陽、夜におすすめなワークには月マークを入れてあります。ワークを行うごとに、その気持ち良さや身体と心の変化に驚き、次第に毎日『血管美人ヨガ』を行いたくなるはずです。

わたしたちと一緒に、『血管美人ヨガ』で、血管美人を目指しましょう！

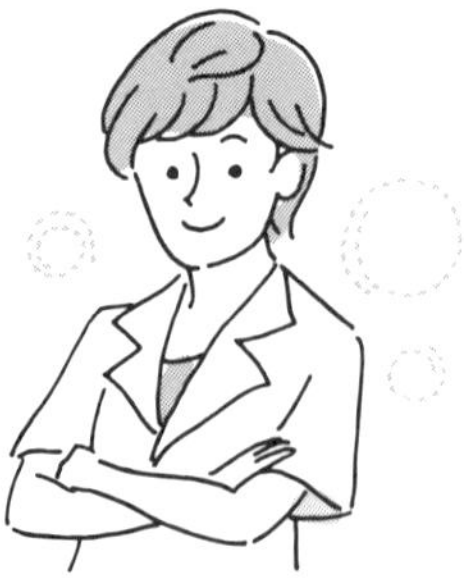

循環器内科医・日本抗加齢医学会専門医
宮山友明

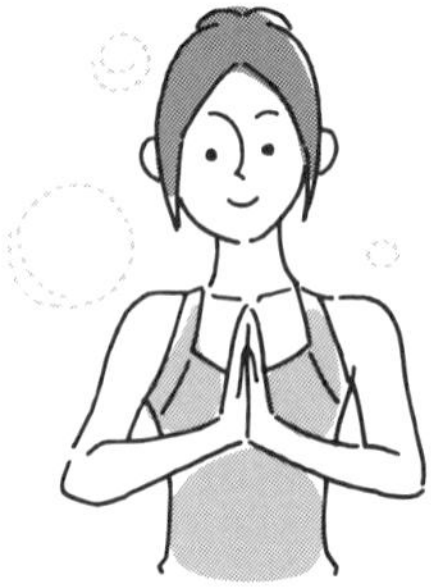

ヨガ講師・栄養士
仁平美香

『血管美人YOGA』

4つのPOINT

PART 1

あなたの血管は大丈夫?
自律神経のバランス
を整えよう!

PART 2

呼吸が力んでいると、
血流も滞る。
ゆるんだ呼吸を手に入れる

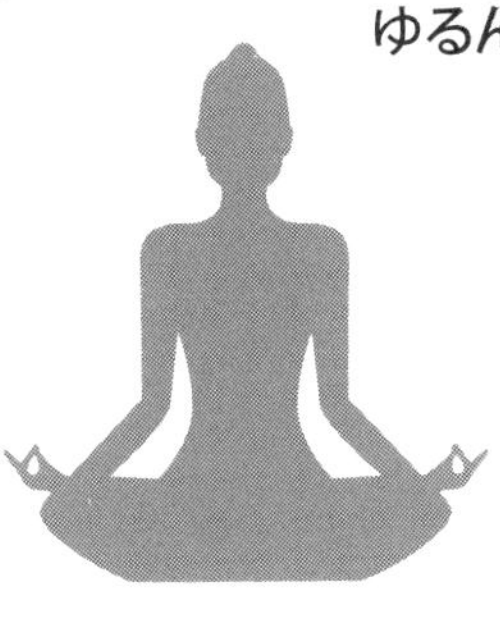

PART 3

食べたもので
身体はつくられる。
毎日の食事を意識して、
血管美人に

PART 4

実践!
血管美人のための
『血管美人YOGA』ワーク

CONTENTS

PART 2

血管美人の鍵は〝呼吸〟
呼吸を変えて巡る身体に！

PART 3

血管老化の原因は食事？ 〝血管美人〟をつくる食事法

PART 4

1日5分からOK。実践『血管美人ヨガワーク』

プロローグ　人は血管と共に老いる

「人は血管と共に老いる」

これは、血管と身体の老化の関係性を簡潔に表現した、17世紀英国の内科医トーマス・シデナムが残した言葉です。

現代医学の進歩により、その言葉通り〝身体の若さと血管の健康〟の比例が、数値で確認できる時代になりました。今では、専門医のもと血管の状態を知る検査が受けられ、簡易な健康診断でも血管年齢の目安を知ることができるようになりました。

肌のくすみやたるみを始めとした加齢現象や、さまざまな病気が身体に表出する前に、そこにはまず〝血管の加齢〟が潜在しているといわれています。逆にいえば、肌などにその症状が出てきている時は、血管の老化がかなり進行しているということです。

ただし、「肌が老化し始めているからもう手遅れ」かといえば、そんなことはありません。血管年齢は毎日の生活の中で、血管を老いさせてしまう原因を知り、改めることで若返らせることができます。

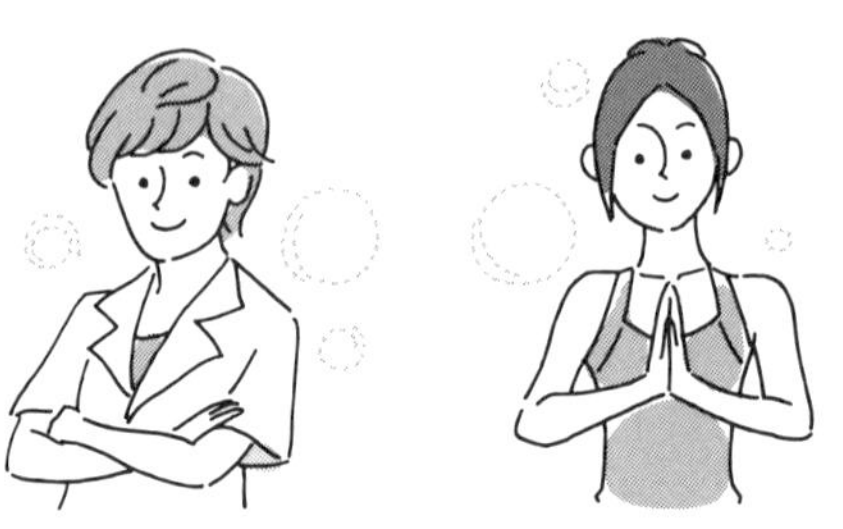

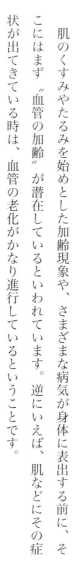

私、仁平は若い頃は冷えがあり疲れやすく、肌も混合肌、乾燥肌になったりと、揺らぎやすい肌でした。ヨガに出合ってからは、身体をゆるめて姿勢を整え、呼吸や食事、生活のちょっとした工夫で冷えが改善し、疲れにくくなるばかりか肌に潤いが戻るようになりました。

そんな中、数年前に千葉大学医学部付属病院の心臓専門医であり、抗加齢医学学会にも所属している宮山先生と出会いました。宮山先生は、心臓や循環器の専門家としての知識が豊富で、とくに〝血管年齢と見た目年齢は、比例する〟というお話はとても印象に残りました。また、食事の面でも健康に気をつけていながら、ストイックになり過ぎないところにも共感を持ちました。そこから血管とヨガの関係性に着目し、今では先生と共に、血管を若返らせる食事のとり方や生活の指導にヨガを組み合わせたイベントクラスを開催しています。

力みのない姿勢や呼吸、身体の使い方で血管をしなやかにすることは、運動のパフォーマンスを向上させるだけでなく、美しく年齢を重ねる上で知っておいて欲しい大切な知恵です。この知識を独り占めするのではなく、多くの人に知ってもらいたいと思い、本書を宮山先生と共につくりました。

この本では、血管が老いる理由や若返らせるためのヒント、血管がしなやかで健康になるための呼吸法やワーク、食事で気を付けることなどを交えて、〝血管美人〟になる方法を分かりやすくお伝えしていきます。

ワークを行う前に……

血管のかたさ度チェック

質問のうち、どれかがひとつでもあてはまるなら要注意!
呼吸やワークで“血管美人”を目指しましょう。

- ☑ 疲れやすく、疲労感がなかなか抜けない
- ☑ 肩や首のこり、むくみがある
- ☑ 身体が冷えやすく、足先やお腹を触るとひんやりする
- ☑ 顔色が青白い、もしくはどす黒い
- ☑ 髪や肌にツヤやハリを感じない

PART

1

あなたの血管は大丈夫?
自律神経のバランスを整えて、
血管美人に

身体に張り巡らされている血管

血管には、大動脈、動脈、細動脈、大静脈、静脈、細静脈、毛細血管など、それぞれ太さや働きの違う血管があります。

身体の中心部には大きな血管が走り、手先や足先など末端に向かうほど細い毛細血管が走っています。この毛細血管は血管全体の長さの約95％程を占めていて、全身に張り巡らされています。そして、身体の隅々まで栄養を送り届けています。

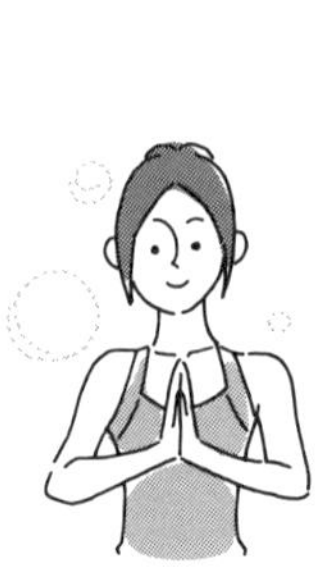

この大切な毛細血管ですが、加齢と共に徐々に減少してしまうことを知っていますか？

毛細血管が減少すると、身体の末端まで栄養が行き届かなくなり、手足はいつも冷え、身体も冷えてかたくなってしまいます。さらに、私たちの身体を守ってくれている、〝外側の臓器〟ともいえる皮膚にも栄養が届きにくくなるので、お肌にハリがなくなりたるんだり、顔色が悪くなったり、肌ツヤやハリもなくなってしまいます。

この状態でいくら外側から高級なクリームを塗って肌を甦らせようとしても、血管の状態

血管の種類とその働き

身体中の血管をつなぎ合わせると、約地球 2 周分。
健康な人なら、血液は約 60 秒程度で身体中を一周する。

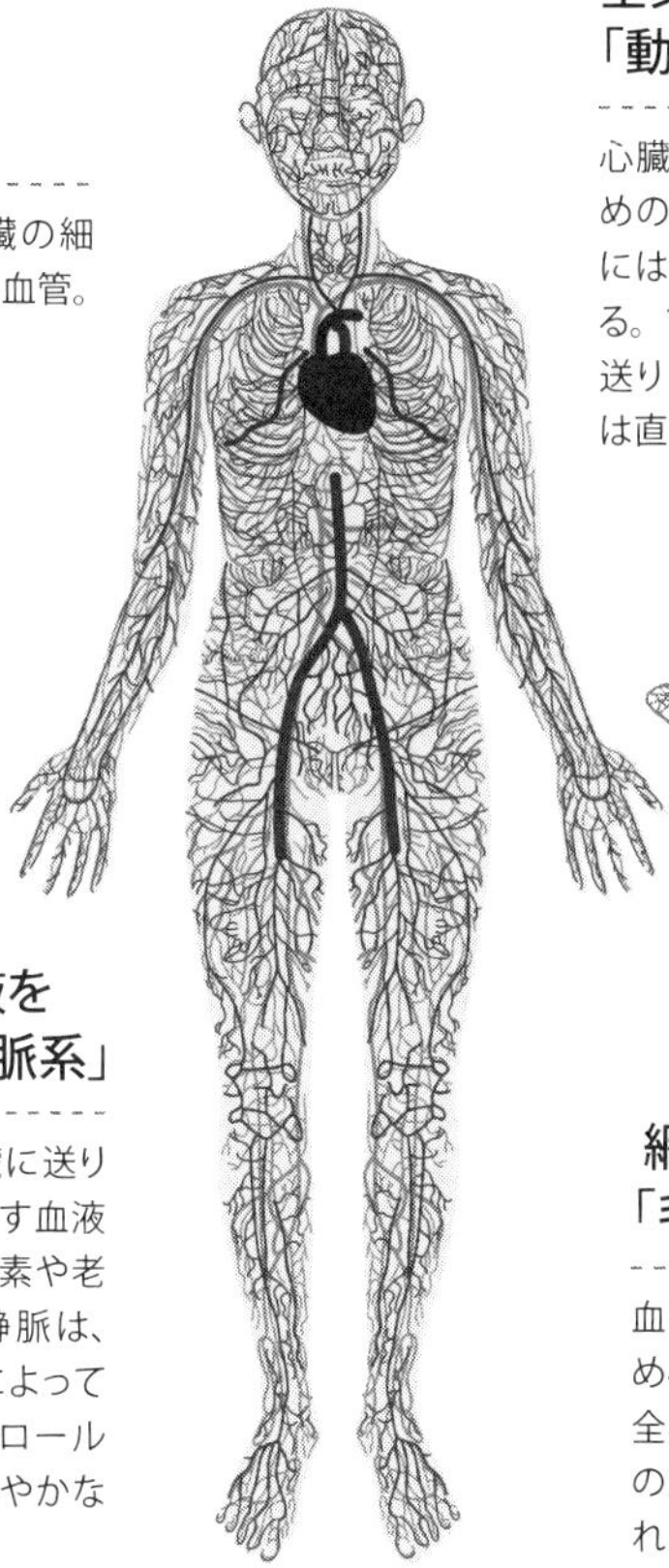

心臓の血管「冠動脈」

心臓にあり、心臓の細胞に栄養を与える血管。

全身へ血液を運ぶ「動脈系」

心臓から血液を全身へ運ぶための血管。運ばれる血液の中には、酸素や栄養素が含まれる。1 日で約 6t ～ 8t の血液が送り出され、大人なら大動脈は直径 3cm もの太さがある。

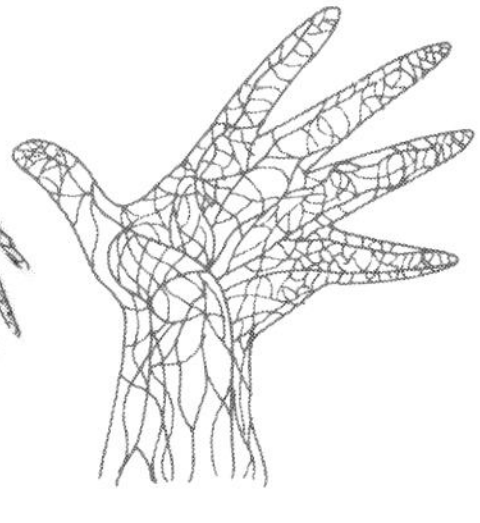

運び終えた血液を心臓に戻す「静脈系」

全身から血液を心臓に送り戻すための血管。戻す血液の中には、二酸化炭素や老廃物が含まれる。静脈は、心臓に戻る血液量によって血管の太さをコントロールできるよう、薄くしなやかなつくりになっている。

網目状に分布する「毛細血管」

血管全体の長さの 95% を占める。動脈と静脈の間にあり、全身に張り巡らされ、血液中の栄養素を届けたり、代謝されたものを回収する。

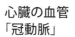

が悪いと肌は砂漠のように渇いたままなので、せっかくの美容成分も栄養を保持することができず、効果も期待できません。

ここで、『血管美人ヨガ』の出番です。

人は生まれた時、赤ちゃんの時が、一番やわらかく、ふわふわしています。加齢と共にどんどんかたまっていき、最後、死を迎える時に、一番かたくなります。月日は流れるので、実年齢を重ねることは誰にも止めることができませんが、ライフスタイルを見直して、姿勢や呼吸を整えることで、血管をやわらかく保つ努力は誰にでもできます。

まずは、次のワークで身体の末端をほぐし、毛細血管の隅々まで血を巡らせてみましょう！

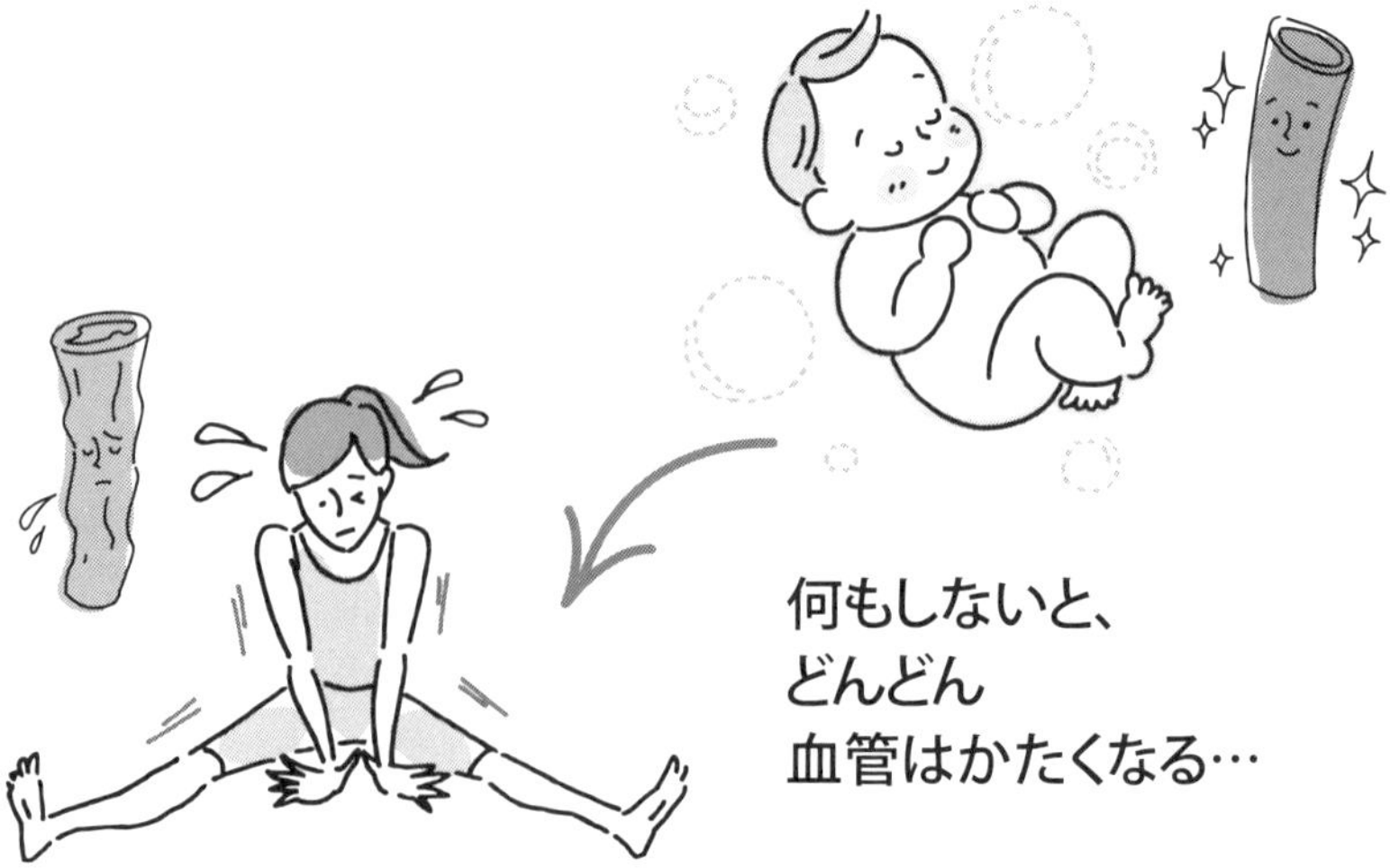

心臓専門医に聞く！

ドクター宮山
血管美人Q&A

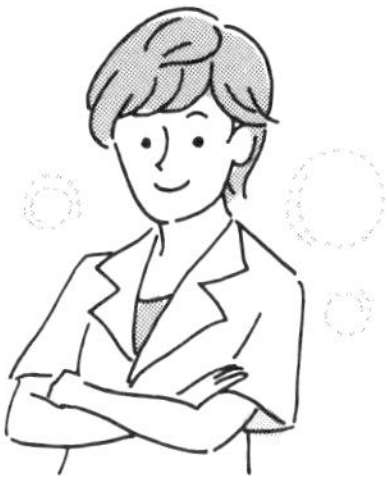

Q1 血管がかたくなり、血流が滞ると、健康や美容にはどんな影響があるの？

A 全身の細胞ひとつひとつの代謝に必要な栄養素を送り届け、細胞内呼吸に必要な酸素を供給し、発生した二酸化炭素や老廃物を回収するのが血液の役割。血管が狭窄したり閉塞したりして血流が滞れば、当然、美容や健康に悪影響です。必要な栄養素が細胞に届かなければ細胞の代謝は低下し、肌であればくすみ、内臓であれば機能が低下してしまいます。

Q2 どんな病気にかかりやすくなるの？

A 血管が細くなり、血流が低下することで引き起こされる病気の代表は、狭心症や心筋梗塞、脳梗塞が代表的なものです。もちろんこれらは血管病の一部に過ぎません。基本的には、身体のどの臓器でも血流が阻害されれば臓器の老化が促進されるので、さまざまな病気の原因になります。

Q3 血管年齢と、セルライトには関係があるの？

A 代謝と血流の関係は密接ではありますが、セルライトとの関係は医学的には明確ではありません。女性の太ももの裏側や外側、お腹などに主に現れるボコボコとしたオレンジの皮のような皮膚の凹凸がセルライトですが、実は医学的な概念としては存在しません。つまり、通常の皮下脂肪と同じだと考えられます。このため、病理学的な検証も十分に行われておらず、その発生原因も不明です。一部の報告では、脂肪組織中の一部の細胞が繊維芽細胞と呼ばれるかたい組織を生成する細胞に変化し、これが皮膚を引っ張ることで局所の脂肪が隆起し、セルライトが形成されるといわれていますが、いずれにしても血流との関連は分かりません。血流との関連は不明ですが、少なくとも女性の皮下に溜まりやすい脂肪組織は、血流が低下することで燃焼しづらい状況となり、セルライトを目立たせることになるので注意が必要でしょう。

毛細血管の隅々に栄養を巡らせる

「末端ほぐしワーク」

まずは、頭や足先など末端をほぐすワークで隅々まで血を巡らせます。
頭はストレスなどですぐに血流が悪くなるので、
気になった時に好きな分数行い、巡りを良くしてあげましょう。

忙しさやストレスで血流が滞る「頭」

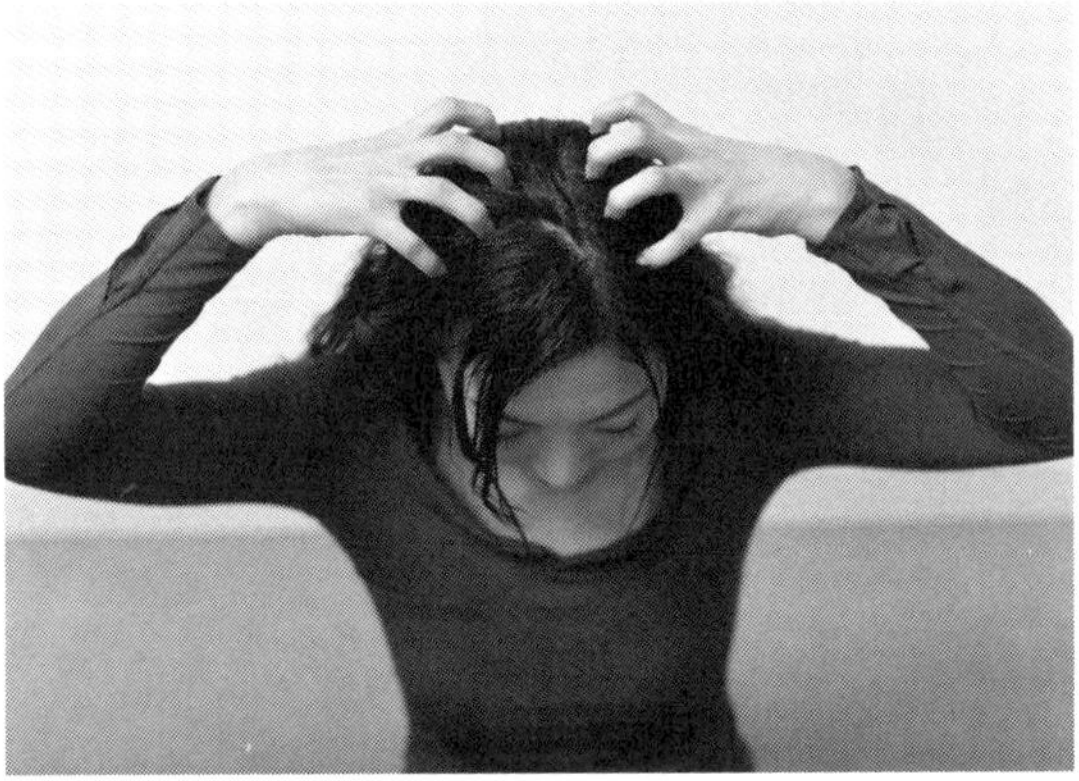

01

両手で熊手のような形をつくる。

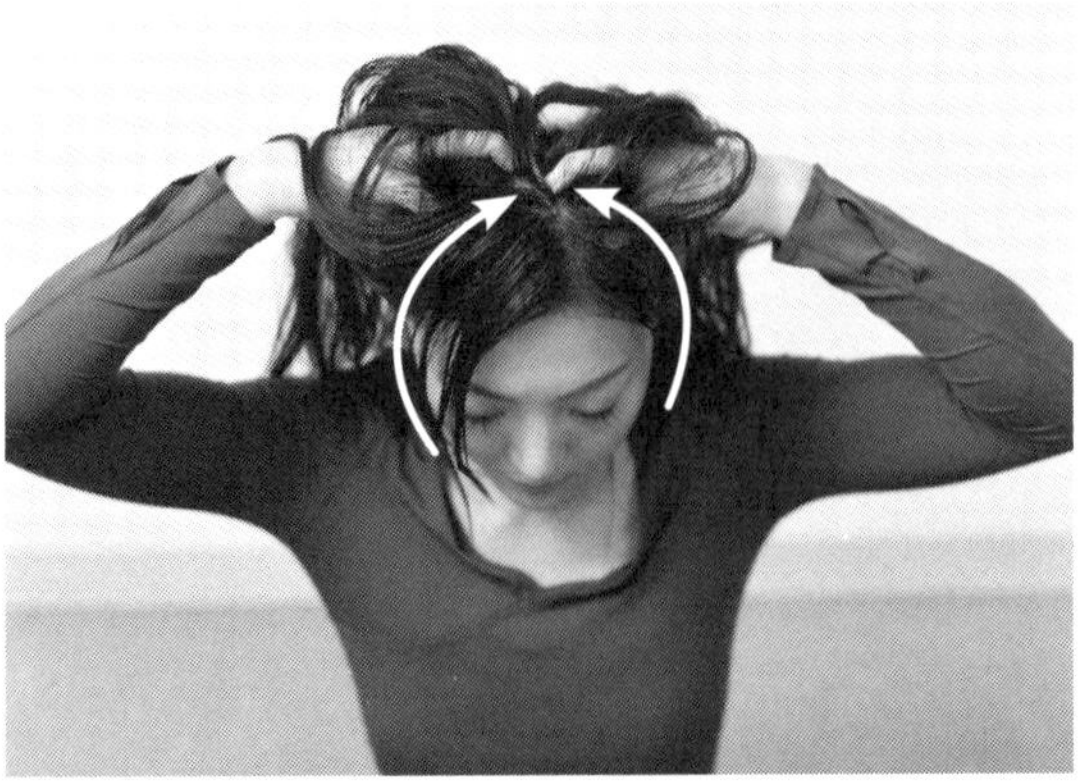

02

頭の下から頭頂に向かってこすりあげる。側頭部だけでなく、背面もまんべんなく行う。

★好きな時に、好きな分数行ってOK

「足」のかたさをゆるめて、巡る身体に

足の甲がかたくなると、血流が悪くなるばかりでなく、
姿勢が崩れ、疲れやすくなります。足先の骨まで意識して、
足全体をやわらかくほぐしましょう。
簡単ですが、毎日取り入れたい大切なワークです。

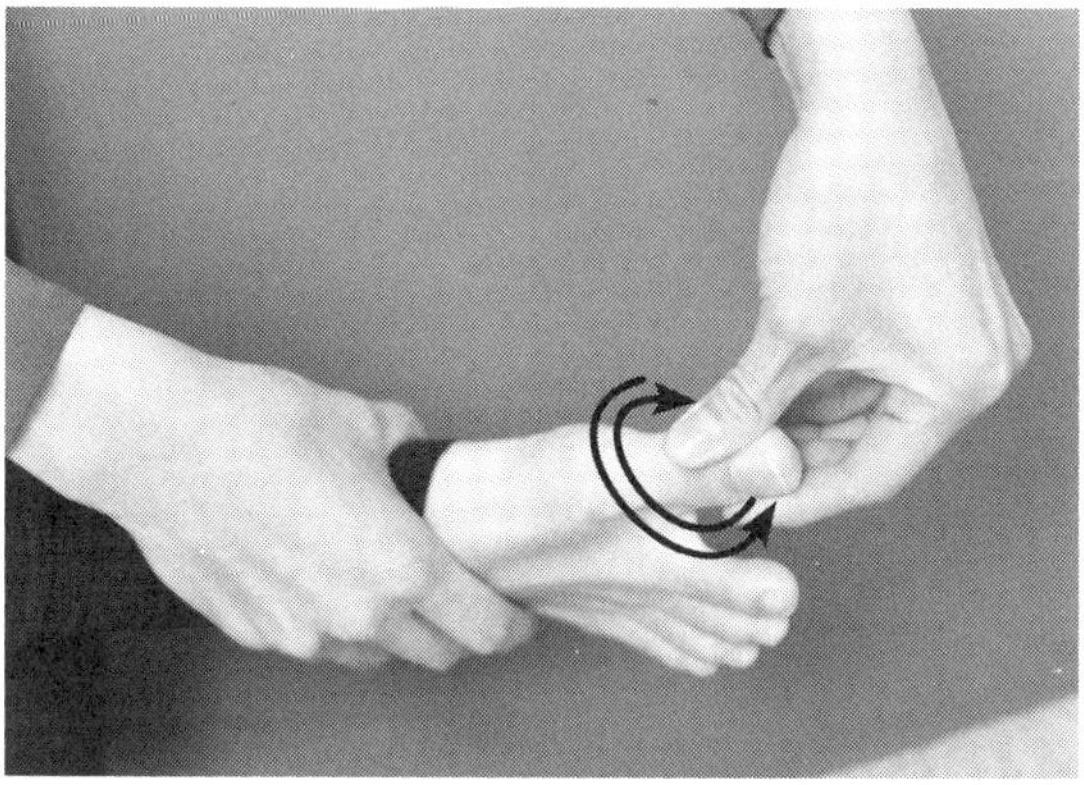

01

足の指を一本ずつ軽く引っ張り、左右に回す。この時、指の骨までほぐすイメージで。

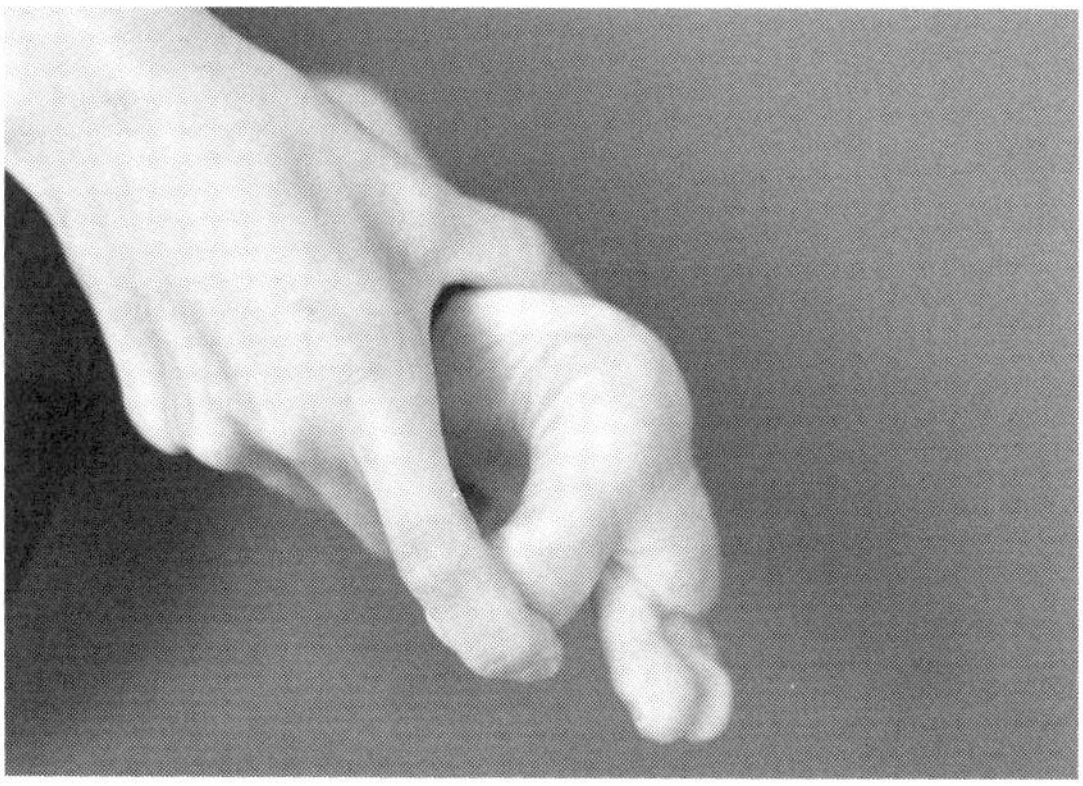

02

足指を反らせパチンとはじく。普段、よくヒールを履く人はとくに滞っている部分なので、念入りに。

★両足各 2 ～ 3 回ずつ程度

指の付け根のツボを刺激して、手先まで巡らせる

「井穴《せいけつ》ほぐしワーク」

東洋医学では、“経絡”と呼ばれるツボを結ぶラインがあり、その始まりと
終わりのほとんどが爪の付け根にあるといわれています。
ここを優しくほぐし、手先まで血流を流しましょう！

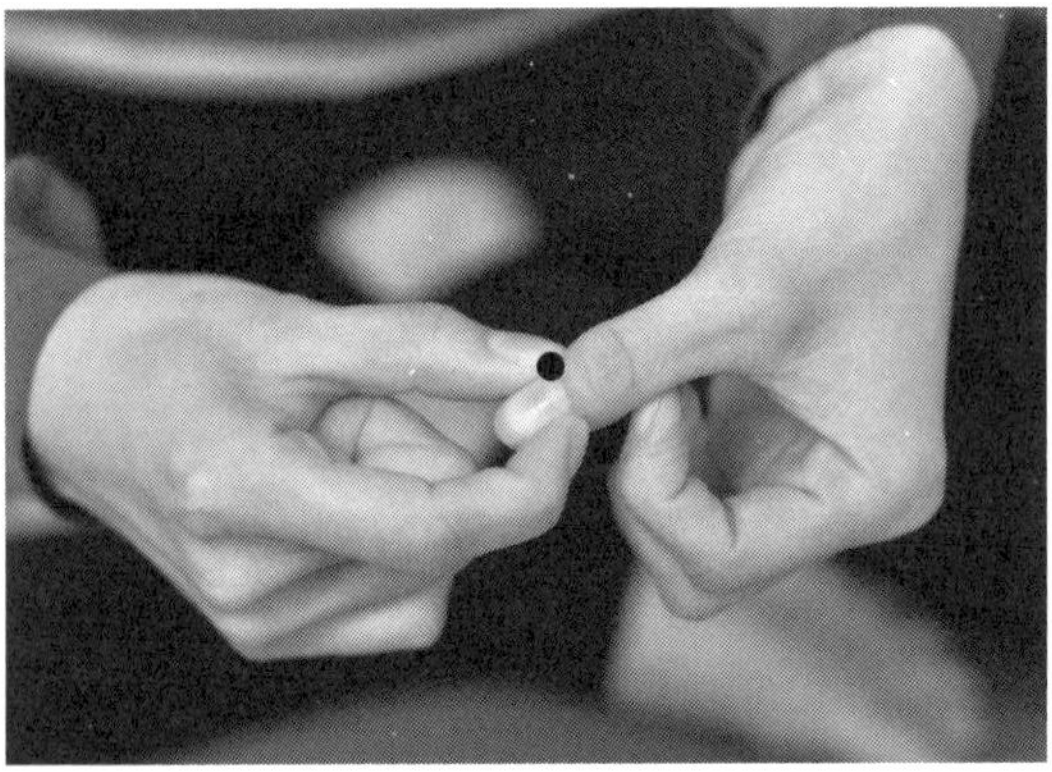

01

爪の付け根のツボ「井穴《せいけつ》」
に指をあて、優しく押す。

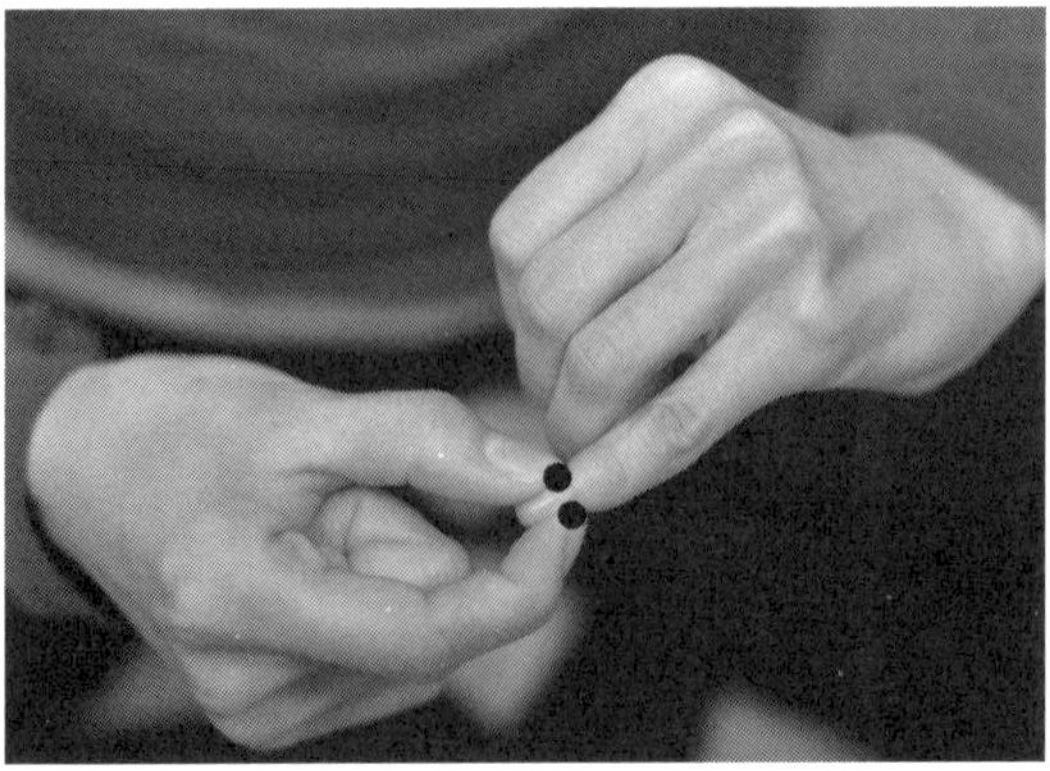

02

親指から小指まで、
両手の指すべて行う。

★好きな時に、好きな分数行って OK

意外と疲れている、手の中の筋肉

「指の付け根ほぐし」

次は、手の疲れや緊張をほぐしていきます。意外とこっているのが、
手の中の筋肉。放っておくと、肩、腕の力みにつながります。
指の付け根のすぐ下を押さえて動かすと、ゆるみやすくなります。

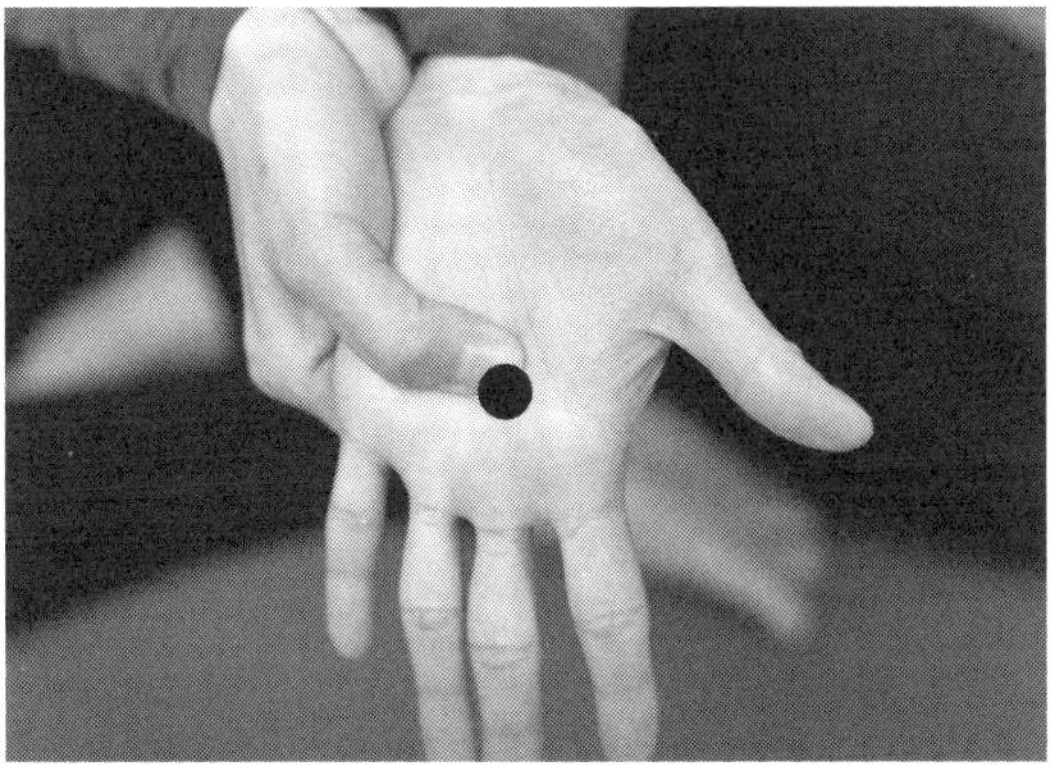

01

手の平の真ん中を親指で抑える。（中指のふくらみのすぐ下部分）

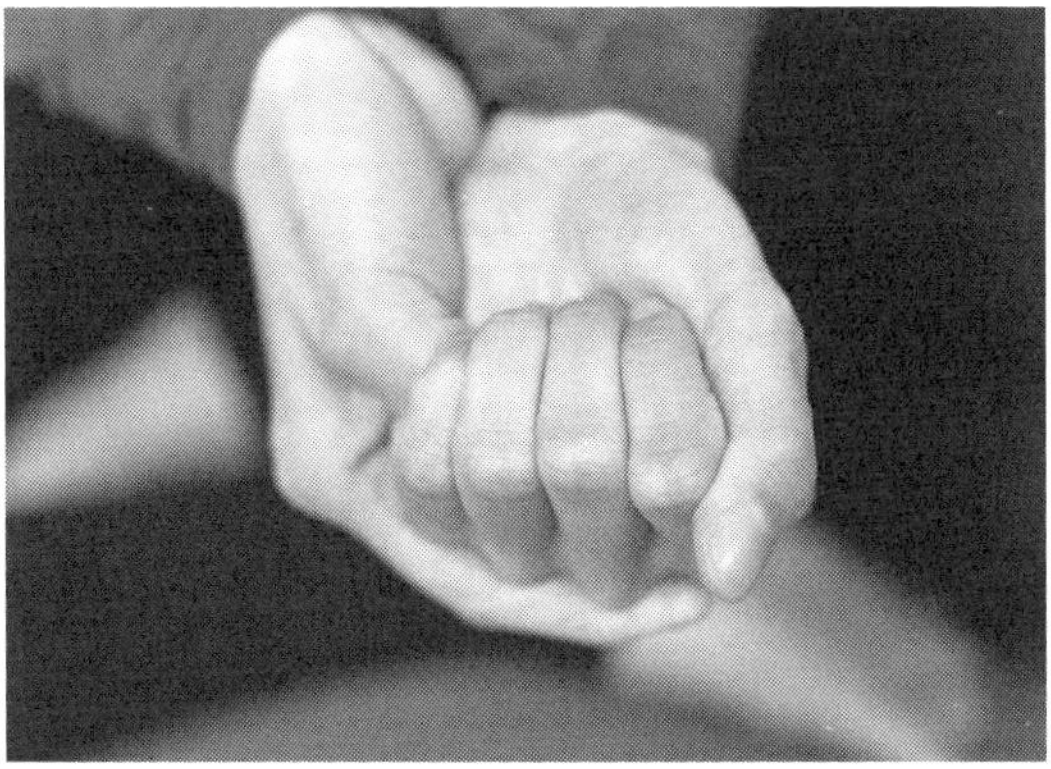

02

そのまま手を握り、また手を開く。グーとパーの動きを繰り返す。中指だけでなく、すべての指も同様に行う。

★好きな時に、好きな回数行って OK

おさえながら動かすことで、ゆるみやすく

「首＆肩の血流を良くするワーク」

末端をほぐしたら、次は肩こりや首の疲れの原因になる首と肩の血流を
良くしていきます。かたまりやすい箇所をおさえながら
動かすことで、さらにゆるみやすくなります。

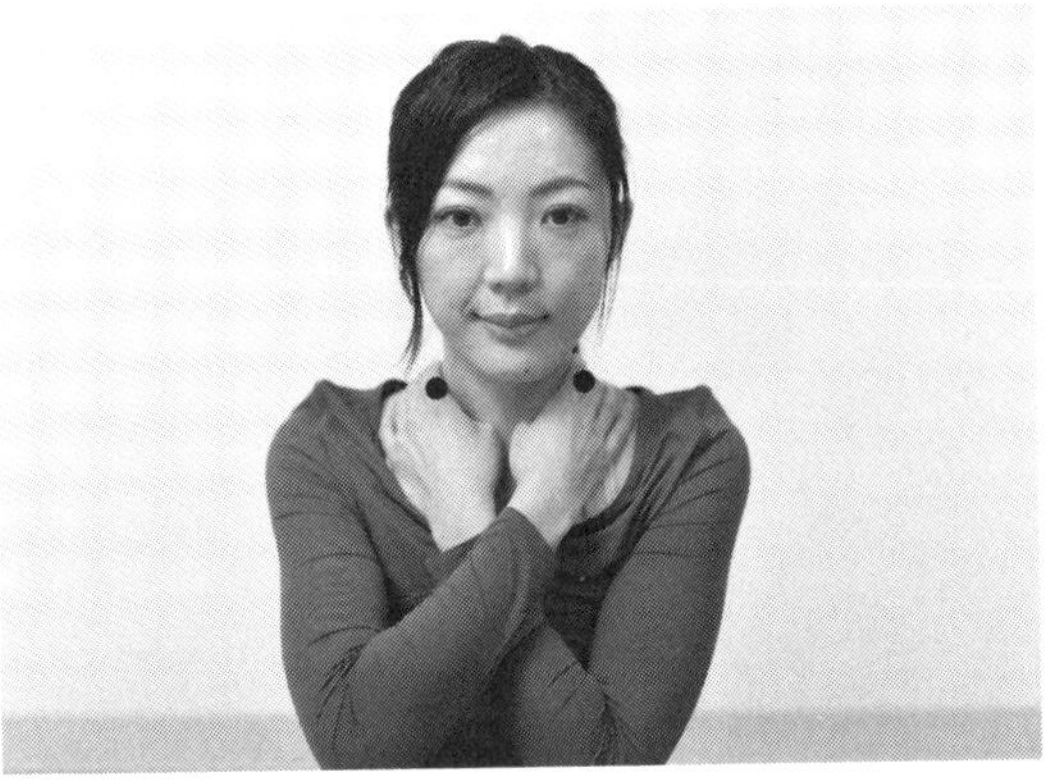

01

両手を胸の前でクロスし、中指で首の付け根をおさえる。

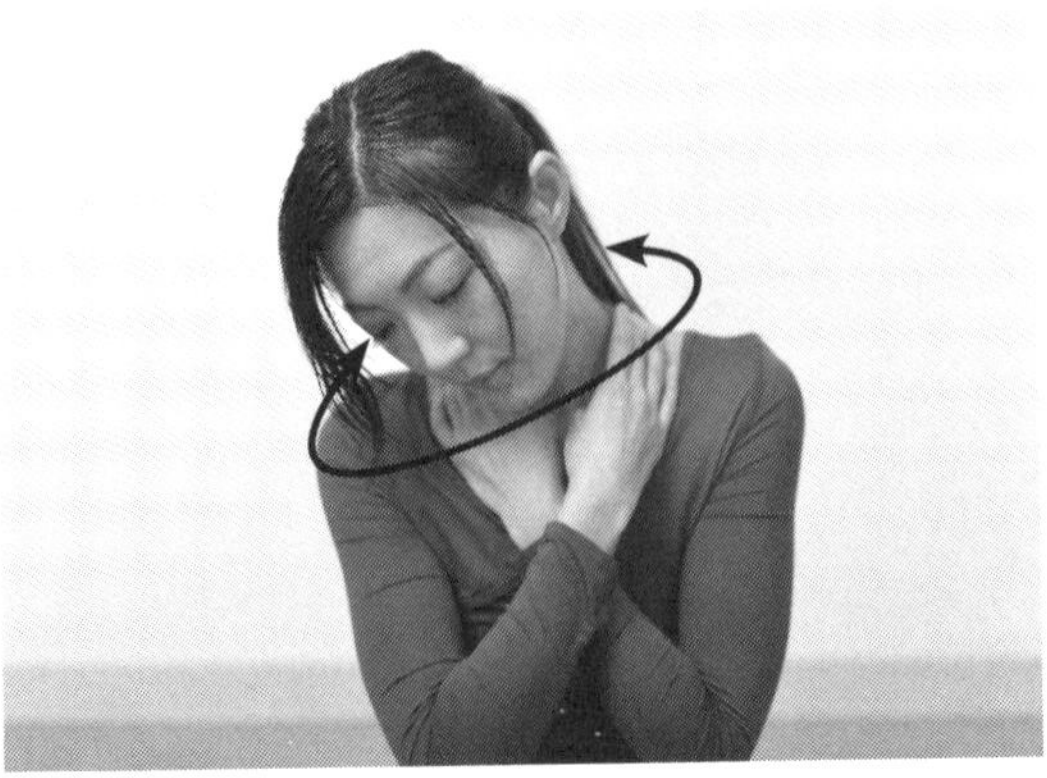

02

付け根を押さえたまま、首を大きく回す。頭頂に筆の柄がついているイメージで、左右に回す。

★左右各 10 回程度

心もゆったり落ち着く

「頭蓋骨をゆるめる片鼻呼吸」

伝統的なヨガの片鼻呼吸は、右手の３本の指のみを使って鼻腔をおさえます。
ここでは初心者でも簡単にできるように、鼻を左右に軽く倒して
ゆるめた後、そのまま両手で行います。

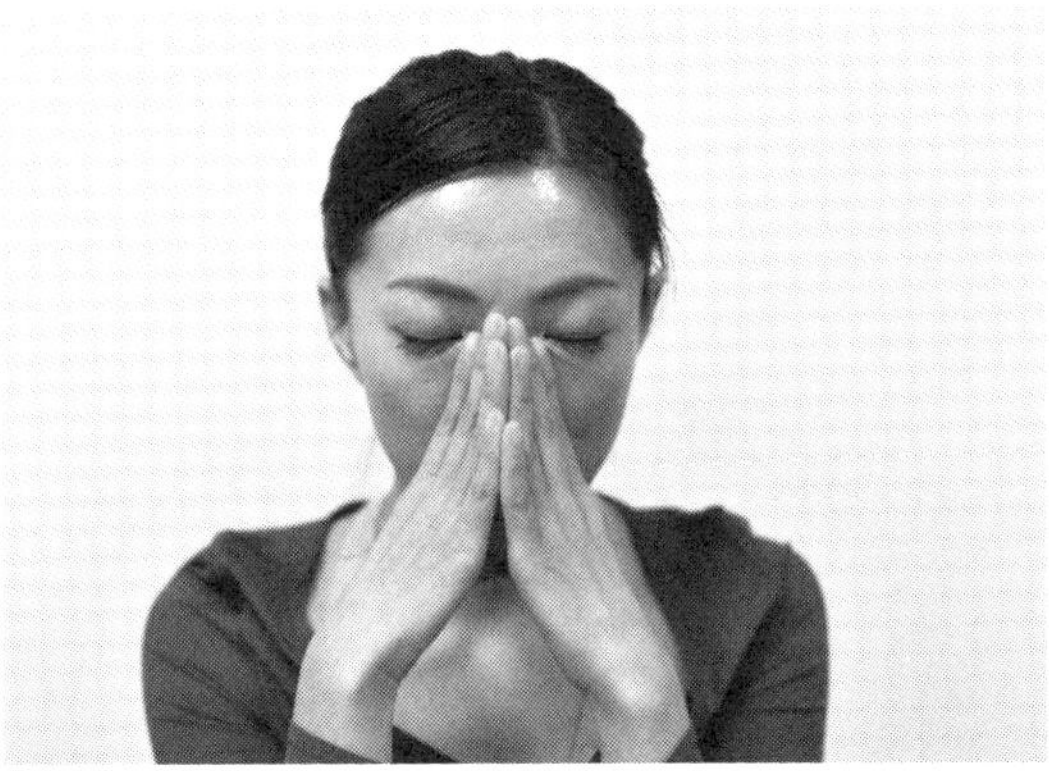

01

手の平で包み込むように、鼻全体をおおう。左右に軽く倒して、頭部をゆるめる。右の鼻を押さえ、左の鼻腔から吸い、一旦、息を止める。苦しくなる前に右手をゆるめて、右の鼻腔から吐く。

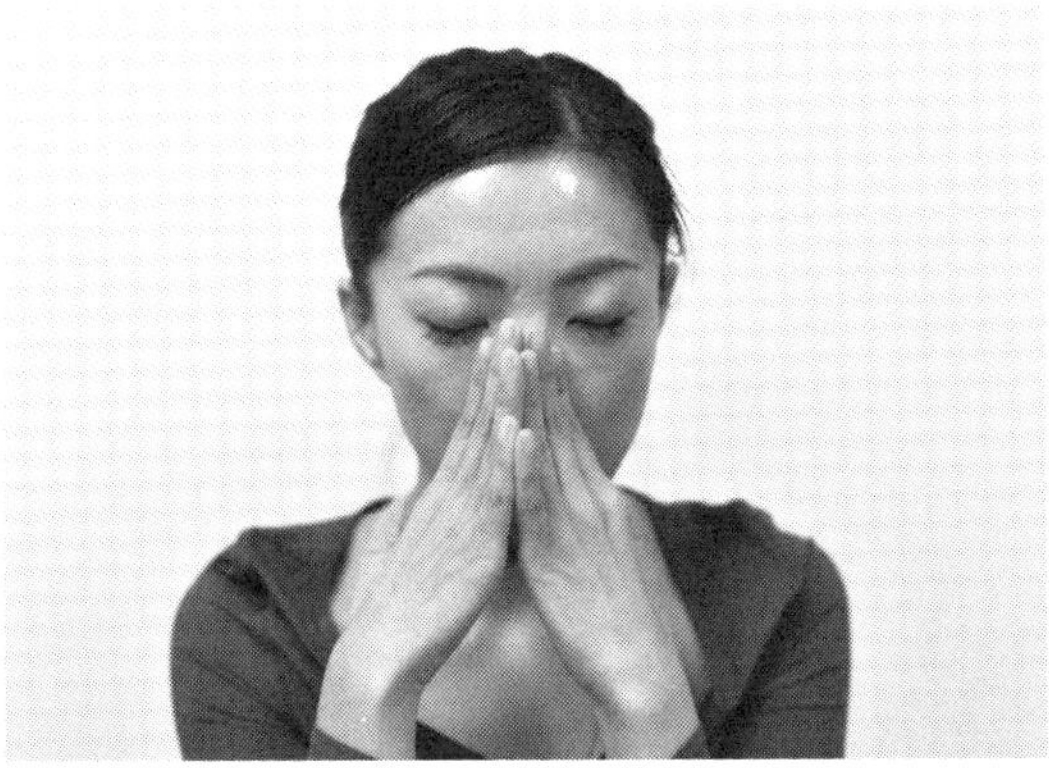

02

次に左の鼻をおさえて右の鼻腔から吸って、一旦息を止め、苦しくなる前に左手をゆるめて左の鼻腔から吐く。

★無理をせず楽にできる範囲で、左右数回行う

〃ヘルシートライアングル〃で血管美人に！

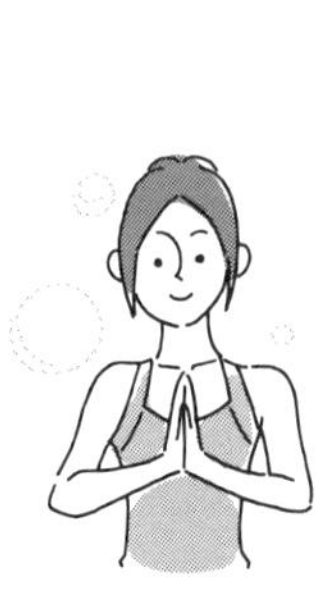

人が生きていくために欠かせないもの、それは〃ホメオスタシス（恒常性）〃です。

世界には50度を超えるような気温になる地域もありますが、このような環境下でも人間が生きることができるのは、汗をかくなどして体温を下げ、体温を生存可能な範囲に保とうという働きがあるから。このように身体の環境を一定の状態に保ち続ける働きのことを〃ホメオスタシス（恒常性）〃と呼びます。

このホメオスタシスは誰しもが生まれながらに持ちあわせていますが、生存活動以外にも、健康的でよりコンディションが良い状態を保つためにも大切な機能。もちろん、若々しい血管を保つという点においても重要です。

この働きを支えるためには、3つの柱のバランスが重要になります。

3つの柱とは、①脳と内臓などの組織をつなぎ、その働きをコントロールする【自律神経】、②ホルモンの分泌をコントロールする【内分泌】、③ウイルスや菌などから身体を守ってくれる【免疫】の3つです。

そして、それらを統括しているのが、脳にある〝視床下部〟という部分です。それぞれの柱は相互に影響し合っているので、どれかひとつの働きが悪くなると、脳がそのバランスをとろうと指令を出します。ですが、柱の中のひとつでもボロボロな状態になっていると、処理しきれずにすべてのバランスが崩れ健康を損なってしまいます。

3つの柱を整え、きちんと磨き、相互に働きやすくすることが大切です。

ここからは、【自律神経】、【内分泌】、【免疫】の各柱を上手に磨く方法を、血管を若返らせるために知っておきたい〝心臓〟など臓器や器官の話と共にお伝えしていきます。

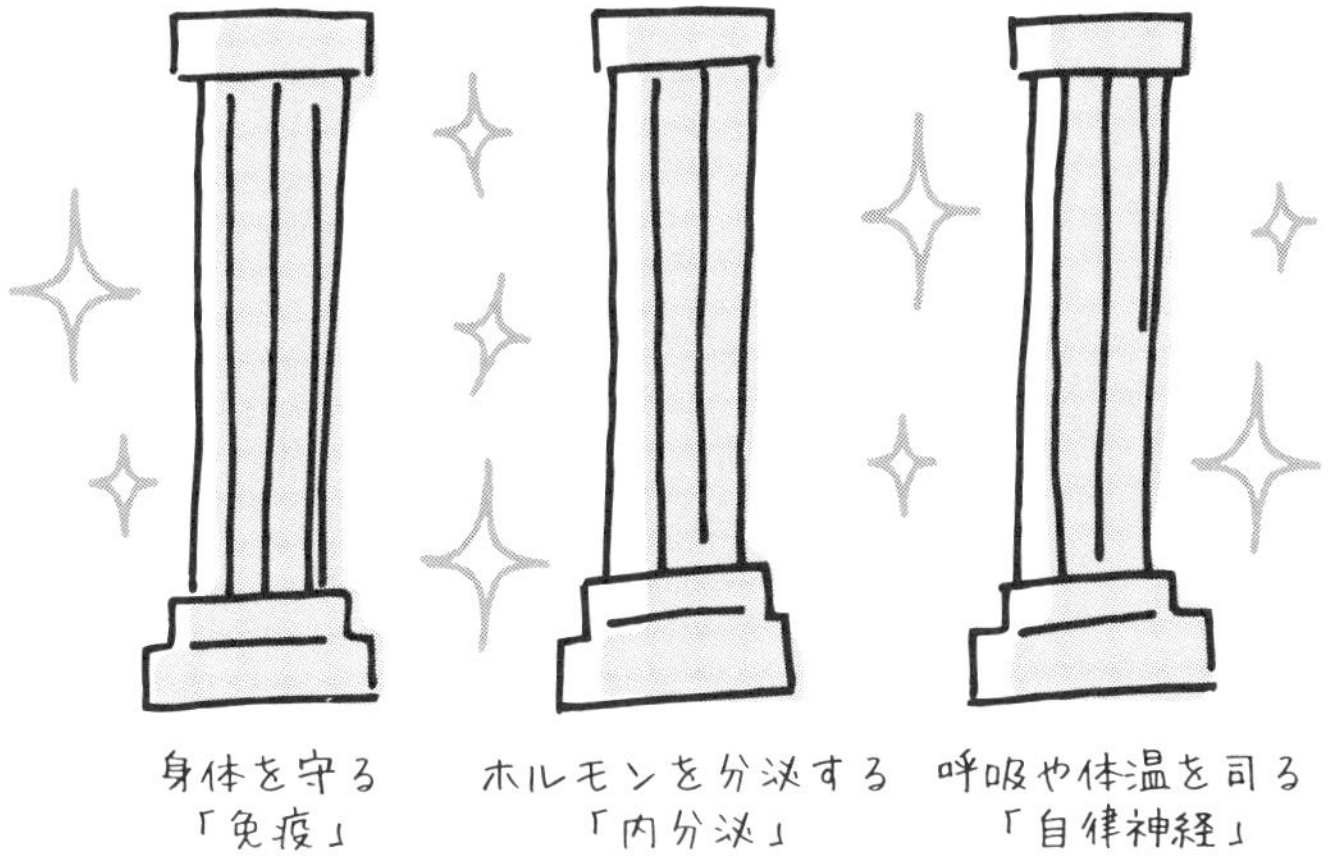

「緊張する心臓」はエイジングのリスク

３つの柱を磨くため、そして血管の若返りのメカニズムを知るためにも、〝心臓〟の働きを知ることはとても重要です。

心臓は、〝交感神経〟と〝副交感神経〟、いわゆる【自律神経】系の支配を受けています。

交感神経は朝起きてから眠るまでの活動的な行動を支え、仕事や運動をする上でなくてはならない緊張状態をつくり出します。

一方、副交感神経は、カフェでのんびりお茶を飲んでくつろいでいる時、マッサージを受けている時やバスタイムなどのリラックスした状態をつくりだします。ヨガはどちらの神経も刺激しますが、ゆっ

ゆったりモードをつくる
副交感神経

活動的な状態をつくる
交感神経

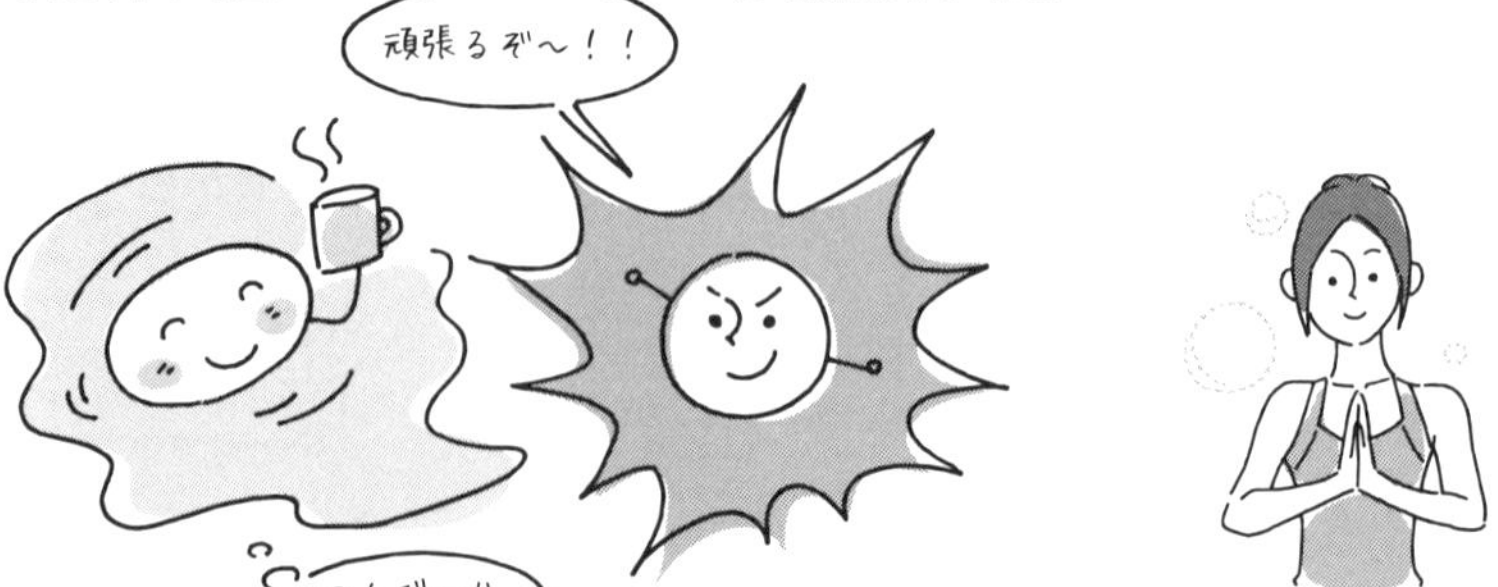

たりと行うと最終的にこの副交感神経を優位にしてくれます。

交感神経が優位な状態の時は心臓も緊張状態となり、脈拍数は早くなります。この状態が長く続くと、神経が休まらず寝つきが悪くなり、睡眠の質の低下につながります。朝から晩までいつも忙しく、休みを取ることが下手なタイプの人は、常にこの交感神経が優位になってしまっているので、心臓がガチガチに緊張している可能性が高いです。

一九九二年に出版されベストセラーとなった、『ゾウの時間ネズミの時間』（中公新書）で話題になりましたが、平均寿命が70年といわれる大きな身体のゾウも、寿命が3年の小さな身体のネズミも、一生の内に心臓が拍動する回数は一定なんだそうです。のんびり生きても、せかせか生きても、同種個体の哺乳類の心拍数は〝十五億回〟で一定であるとされています。実際、もともと心臓に疾患を持っている人のデータでは、脈拍数が早いほど寿命が短いことも報告されているそうです。ということは、心臓が安らいでいる状態を多くつくれば、年齢を感じさせない身体に近づいてゆけるということです。

では、どのようにこの状態をつくっていくのが良いのでしょうか？

〝交感神経〟が優位な時は、脳や神経がフルに働き続けている状態。心も身体も緊張状態にある時は、適度に休息を入れてリセットすることが、安らぐ状態をつくりだす上でも大切になります。そのほうが仕事などの効率も上がるので、思い切って10分でも15分でも良いので休憩をとってみることから始めてみましょう。

「私は毎日とても忙しくて、休みをとるなんて絶対に無理！」という多くの声が聞こえてきそうですが、実はその気持ち、とてもよく分かります。私も二十代の頃は会社務めをしていて、休みを取ることは大の苦手。毎日遅くまで働き、いつも疲れ果てていました。

現代の忙しい日本人らしいといえばそうなのかもしれませんが、今思えば、仕事を断りづらい、休みにくい雰囲気というのに流されて無理をしていたなと思います。次第にそれは身体に現れてきて、慢性的な疲れに加えて、社会人になってからは生理痛がとても重くなり、生理痛を緩和する薬がカバンに多く入っていないと不安なほどでした。月経前症候群の症状も強く出ていて、生理前には過食気味になり、生理痛で食欲がなくなるというサイクルを毎月繰り返し、感情のコントロールが難しかったのを覚えています。ホルモンバランスが乱れて、免疫機能も過敏になっていたのか花粉症の症状もひどく、マスクにゴーグルのようなメガネで通勤していても、鼻水や涙の大洪水という毎日でした。季節や月経周期などに振り回され、仕事の効率は上がらず時間ばかりかかって残業になってしまい、休めなくなるを繰り返していました。

これだけの状態だったので呼吸もうまくできていないし、身体がガチガチにかたまった結果、思考もかたまっていたと思います。「なんとかしたい！」という思いから、姿勢やヨガ、栄養学などを学び、身体づくりをしていく中で、月経前症候群や生理痛が徐々に軽くなり、身体も心も大きく揺らぐことがなくなっていきました。さらに花粉症も大きな症状が出なくなり、徐々に花粉症用のマスクや薬が必要なくなり、30代になってからは使っていません。

ＯＥＣＤ（経済協力開発機構）の調査によれば、日本はほかの先進国に比べて労働時間が年間２００～３００時間多いのに対し、労働生産性は低いという結果が出ています。実際、1日中、長時間集中し続けることはとても難しいですよね。睡眠時間を削って仕事をしても、ボーッとしてしまい時間が過ぎてしまうばかりでは、いつになっても休めません。

私自身、思い切って休憩をとってみることで仕事の効率が上がり、以前は一日かかっていた仕事も数時間でこなせるようなってきました。経験ももちろんあるとは思いますが、働き始めた頃と比べて、休息による効率アップが大きいと実感しています。

忙しい人、忙しい時こそ、きちんと休む。そうすることで効率が上がり、逆に時間が生まれます。

心臓専門医だけが知る、心臓年齢

年齢を重ねると皮膚は厚くなり、かたくなっていくことはご存じの方も多いでしょう。これは、皮膚のコラーゲンが炭水化物による化学的刺激で〝糖化〟という現象を起こし変性し、さらに皮膚の張りを維持する〝弾性線維〟と呼ばれる組織が減少するために起こります。この皮膚の厚さやかたさは、女性を最初に悩ませる代表的な加齢現象といえますが、実はこのような現象は、心臓を始めとした内臓にも起こっているのです。

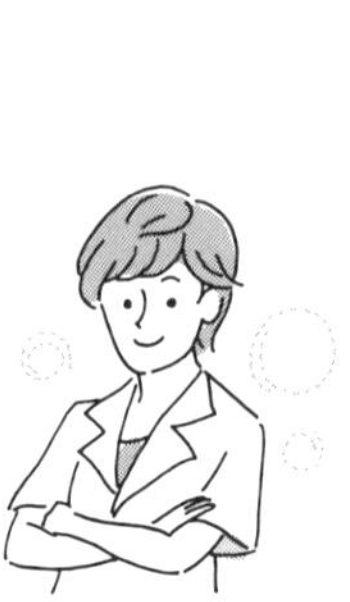

心臓は〝心筋細胞〟と呼ばれる筋肉組織で形づくられています。この心筋細胞は加齢と共に、皮膚で起きる現象と同じような過程でかたくなることが分かっています。年齢を重ねると、身体を動かした際に「息切れしやすくなった」と感じることが多くなりますが、その原因の一つが心臓の加齢で、運動パフォーマンスの低下だけでなく、寿命にも関わってきます。

この心筋細胞のかたさは医療施設などにある「心臓超音波」を使って計測できます。これは数秒で結果が分かる簡単な検査なのですが、まだまだ一般の方はもちろん、心臓専門医でないと医師でも知らないことが多い、〝身体年齢〟を知る検査法のひとつです。

一度かたくなってしまった心臓を元に戻すことは、残念ながら現代の医学では不可能です。逆にいえば、心臓のやわらかさを維持することができれば、心臓のアンチエイジングも可能ということになります。

心臓年齢は加齢だけでなく、内臓脂肪の蓄積で進行することも分かっています。ほかの要因として喫煙や高血圧、糖尿病でも進行します。ですから、内臓脂肪の蓄積を抑えるような適度な運動と食生活の改善が鍵になります。

動脈がかたくなり、血管のしなやかさが失われる〝動脈硬化〟を起こしている老化した血管も、運動や食事で若返ることが科学的な検査で証明できるようになってきました。ただし、激しい運動を行うアスリートの寿命は心臓を酷使するため、短命だといわれています。心臓や血管を若返らせるという点を考えれば、運動も激し過ぎるものではなく、心臓がリラックスできるストレッチやヨガなどが最適です。

血管年齢や心臓年齢を進めないためには、このことを日々意識した生活をし、予防していこうとする心がけが何より大切です。

しかし、実際の生活では多忙な仕事、人間関係のストレスや、時間や経済的な制限に阻まれ、なかなか自律神経をコントロールしようなどという余裕は生まれないのも事実です。そんな中、私がストレスに対する対応について、日々心がけていることを紹介しましょう。

それは、過度なストレスがかかる環境に置かれた際、身体に何かしらの〝ストレス応答サイン〟が出た時には、すべての意識をストレスコントロールに集中させることです。

ストレスや慢性疲労によって起こされる過緊張状態は、血管年齢にも悪影響を及ぼします。美容の大敵であるのはもちろん、あらゆる生活習慣病、心筋梗塞や脳卒中や、一部のがんの原因にもなりえる避けるべき要因です。

しかし、実際のストレスコントロールは容易ではありません。なぜなら、「ストレス応答サイン」を感知すること自体、専門知識がないと難しいことだからです。つまり、自分の限界がどこなのかを、身体のサインで見抜けるかという問題です。このボーダーラインを超えた状態を気づかないまま放置すれば、そこから先は確実に血管老化が促進してしまいます。

では、一般の方でも分かりやすいサインを2つお教えしましょう。

まず、一番分かりやすいサインは「動悸」です。なんだ、そんなことかと思われる方もいるかもしれませんが、生理的な範囲で感じる「鼓動」と、危険サインとして感じる「動悸」の見分けは意外と難しいものです。実際、生理的な鼓動を病的な動悸と間違い、病院を受診される患者さんは非常に多くいます。その一方で、早過ぎる加齢性変化や多くの病気の最初の兆候が動悸であり、絶対に見逃してはならないサインであるのも事実です。

では、生理的な鼓動と危険サインの動悸を見抜くコツはなんでしょうか?。それは、〝正常な自分の状態を知る〟ということです。この方法を会得するのに一番良い方法の一つが、ヨガだと考えています。

ヨガを行う時は、静かな環境で、自分自身の身体と心の状態に向き合うことができます。その時、自分の心臓の鼓動を感じてみてください。一度、自分の正常時の鼓動の状態を知れば、病的な動悸との違いが感知しやすくなり、自分のストレス状態をいち早く知ることができるでしょう。

ストレス応答サインさえ見抜くことができれば、あとは自律神経のコントロールです。ただし、自律神経を自分でコントロールすることはとても難しいことです。自律神経は「自律」して活動するものですから、自分の意識が及ばないのが前提です。しかし、本書の各所でふれているように、ヨガのワークなどを通して、内臓や血流をある程度コントロールすることは可能です。必要に応じて「交感神経」を鎮め、「副交感神経」のスイッチを入れることができるよう、または、常に両者が良いバランスを保っていられるように、日々を過ごすように意識してみましょう。

寝ることも仕事

現在、私は都内のヨガスタジオ『アンダーザライトヨガスクール』で「女性のためのヨガ」というレギュラークラスを受け持っています。7〜8年前頃に、このスクールでは禅僧による早朝座禅が行われていました。（※現在は開催していません）

私は瞑想が好きで座禅にも興味があり、「100日間通う」と決め、この早朝座禅に参加していました。朝4時30分に起きて、始発電車で通う日々。大変だったことは、早起きをすることでした。通い始めの頃はちょうど冬だったこともあり、なかなか布団から出られず、毎日意を決して這い出るという感じで、眠気との戦いでした。

そんな毎日の中で指導してくれたお坊さんの講話の中で、とても印象的だったのが「寝るのも修行（仕事）」という言葉でした。良質な睡眠を確保する工夫をし、身体をしっかりと休めることも、毎日のお務めを果たす上でとても重要だという内容です。

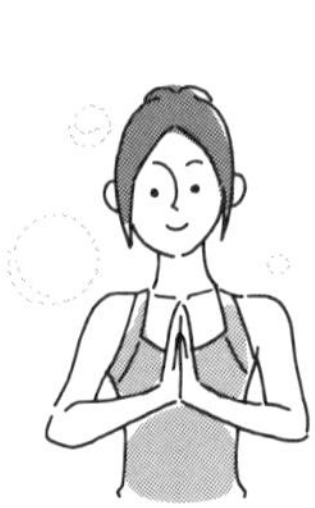

厳しいことで有名なお寺で修行されていたので、睡眠時間はわずかしかなく、修行したて

の頃はいつも眠くて眠くて、疲れて仕方なかったそうです。そんな中、修行の過程で身につけたという、少ない睡眠時間で身体を休める工夫の数々がとても参考になりました。

その工夫のポイントは〝食事の量〟です。

この座禅の教室では、お寺で食べていた食事もいただくことができたのですが、消化にエネルギーのいらない本当に質素な内容の食事でした。食べ過ぎると眠くなることは感じていたので、座禅に通っている期間は特に気を付けようと食事の量などを見直したり、早めに寝る準備のために食事の時間にも気を配るようになりました。最初の内は物足りなく感じていた食事も、静かに座禅をして呼吸を整え、食事と丁寧に向き合うことで、徐々に満足感を得るようになりました。また、嗜好品や味付けの濃い食事をとるとエネルギーは足りているのにさらに食べたくなることを感じ、食事の量だけでなく、味付けなども消化や睡眠に影響を与えることを実感しました。

残念なことに、休日の寝だめでは日々の疲れはとり切れません。疲労をまとめてとるのではなく、普段から疲労を溜めないように工夫することが大切です。

忙しい日々を過ごされている方の中には、仕事や家族、周囲のために睡眠時間を削って活動している方もいるのではないでしょうか。私自身、「寝るのも仕事」と捉えてからは、睡眠時間を確保するため、作業の順番や仕事の優先順位も見えてくるようになりました。忙しい毎日ですが、元気な理由は、日々のセルフケアやヨガの実践と、良質な睡眠のための工夫のおかげです。いつもイキイキと生活し、心身共に健康でいることが仕事の質を上げると心に命じて、「睡眠をとる」という仕事もこなしていきましょう。

ここで、毎日の睡眠の質を高める工夫をいくつか紹介します。

まず1つめは、夕食を食べる時間です。

眠る前に食事をとると、胃腸だけでなく、肝臓や腎臓での解毒などに膨大なエネルギーを消費するため、睡眠が浅くなりがちです。また、消化活動にパワーが使われるので、内臓だけでなく身体中の細胞の休息や修復にパワーがいかず、眠りも浅くなります。食後は内臓が動くため、排便のチャンスにもなるので、食べてすぐ眠ることは便通のためにも良い習慣ではありません。睡眠時間を長く取れない人こそ、できるだけ夕食を早い時間にとるようにし、仕事などで帰りが遅くなってしまう時は、帰宅してからたくさん食べるのではなく、帰ってからは軽くすませられるよう夕方に一度休憩をとって軽食をとる工夫をしましょう。

2つめは、食べ過ぎないこと。

食べ過ぎが睡眠の質を落とすことは座禅のエピソードでも少し触れましたが、食べ過ぎは消化器系だけでなく血管にも負担をかけるので、疲れが取れにくくなります。血管内が栄養過多状態になると血液が濁り、血管を傷つけるばかりでなく、余った糖分や脂肪分、塩分、各種ビタミンなどが入った血液を濾過するなどの仕事量も多くなります。

睡眠時間は十分確保しているのに、常に眠くてたまらないという人は、食事の量を腹八分目以内に収めるように意識してみましょう。

3つめは、部屋の明るさです。

蛍光灯の明かりは身体を覚醒させてしまうので、なるべく電気は消してから眠りましょう。睡眠時の明かりは、脳から分泌される睡眠ホルモン〝メラトニン〟の分泌を抑制します。メラトニンの分泌異常は体内時計を乱し、生活習慣病を招くことにつながります。ある報告によると、豆電球ほどの弱い光ですら夜間に灯し続けてしまうと、二倍近く肥満を増やすとされています。部屋が真っ暗だと眠れないという場合は、顔から遠く離れた場所に間接照明を置いたり、オフタイマー機能のある照明に変えるなどの工夫もオススメです。

4つめは、寝る前は携帯やパソコンなどをできるだけ遠ざけること。液晶ビジョンから発せられるブルーライトは、交感神経を優位にします。できれば、眠りにつく2時間前、遅くとも1時間前には電源をオフにしたいところです。最近では、ブルーライトを95％以上カットしてくれる特殊なメガネや、同様にブルーカットの放出をカットする液晶フィルムもありますから、これらを活用するのも良いでしょう。

5つ目は、眠るためのセルフケアをしてから眠ること。

目が冴えて眠れない人にも、足が冷えて眠れない人にも効果的です。考え事が頭を巡って寝つきが悪くなっている時は、交感神経が優位になっています。リラックスモードの副交感神経を優位にするために、お腹と頭をゆるめていきましょう。

次のワークは、睡眠の質を上げるためのおすすめの血管美人ヨガワークです。ゆっくりと腹式呼吸を行いながら、頭や眼をゆるめます。足の冷えが気になる人は、全身の血流を良くする足裏のワークを重点的に行ってみてください。いつもよりも、ぐっすりゆったり眠れるでしょう。

心臓専門医に聞く!

ドクター宮山
血管美人Q&A

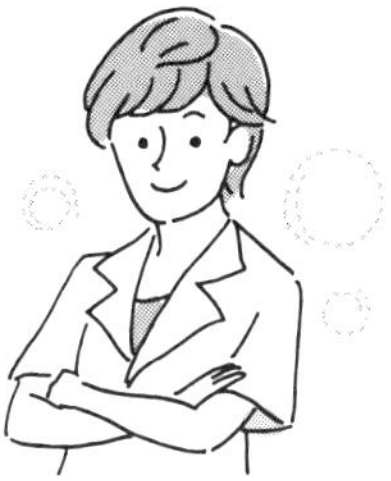

Q1 良質な睡眠と血管年齢は関係するの?

A 平均的な人間であれば、1日の内6～8時間は睡眠が必要です。日本人の平均睡眠時間は7時間50分とされていますが、平均寿命の80歳まで生きるとすれば、実に25年以上眠っている計算になります。

脳と身体を休めることで、活動中に蓄積したダメージをリセットし、自律神経やホルモンのバランスを整えるために行われる重要な生命活動が、睡眠です。糖尿病や高血圧症が睡眠不足によって発症したり、悪化したりすることは広く知られています。こう考えると、定期的な最低限の睡眠が身体の健康に重要なことは明らかです。

では、どれだけの睡眠をとれば血管老化を進めない適切な状態を保つことができるのでしょうか? 6～8時間が適切と一般にいわれていますが、私としては個人個人で異なるものと考えており、食後の時間帯を除いて日中に眠気を感じない程度の睡眠が、その人にとって適切な睡眠時間だと考えています。

Q2 部屋の明るさや、携帯のブルーライトと睡眠の質の関係は?

A 夜更かしぐせのある方の遅寝遅起きや、夜勤や当直の多い方たちを夜型人間と呼びますが、睡眠に関連する最大の問題点は「夜の光」にあります。

夜型人間は、1日に照明器具の光を浴びる時間が長くなるわけですが、この電灯などの夜の光は脳の松果体と呼ばれる部位から分泌される睡眠ホルモンであるメラトニンの分泌を抑制してしまいます。特に、眠る前のテレビ、パソコンや携帯電話などのブルーライトを多く含むLEDの光はメラトニン分泌異常をより強く引き起こすことが分かっているため要注意です。

メラトニンの分泌異常はそれ自体が老化を促進するだけではなく、これを介した生活習慣病の発症が結果として血管老化を促進し、美容や健康を損なうことにつながります。徹夜仕事をした翌日、寝不足が続いた日、真夏の熱帯夜に眠りが浅かった日は、いつもより肌が荒れやすかったり、風邪を引きやすかったりしませんか? ここに睡眠障害による、広義の意味での短期的な「血管老化」が関与しています。

睡眠の質を UP させる

「おやすみ前の頭＆眼のワーク」

質の良い睡眠は、血管にも大切です。気持ち良く眠れない時は、
頭や眼に疲れが溜まっている可能性があります。じっくりほぐしてゆるませましょう。

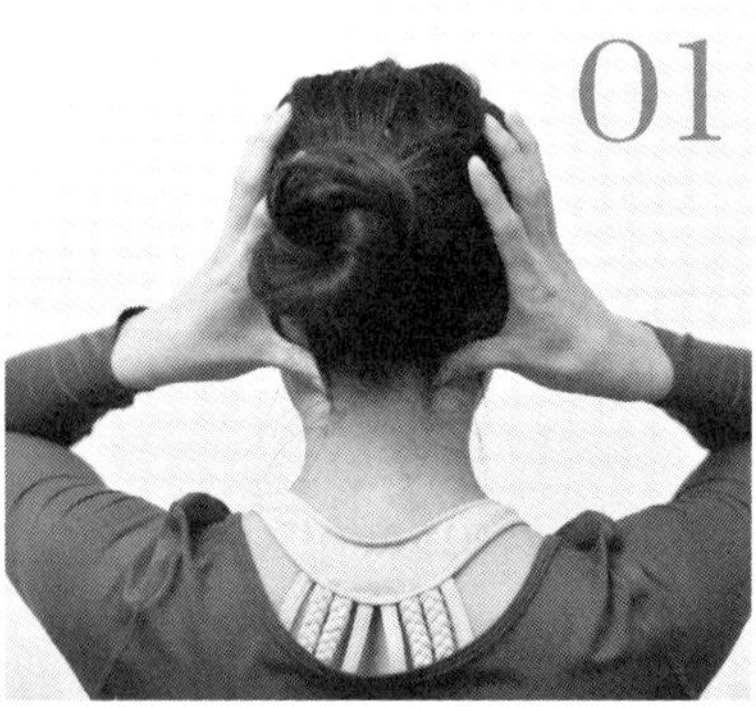

襟足周辺を親指の腹でマッサージ。痛い部分は滞り、かたくなっている可能性がある。

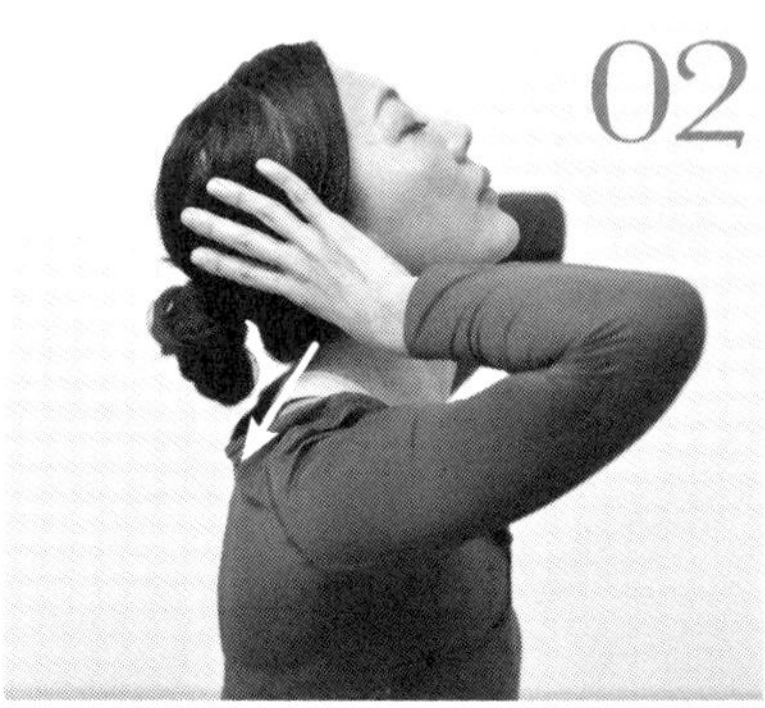

親指の腹で押さえたまま上を向き、頭の重みでプッシュする。

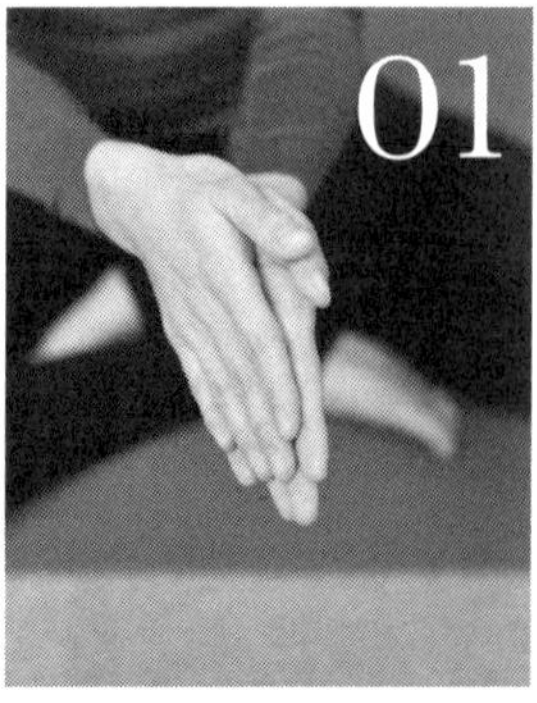

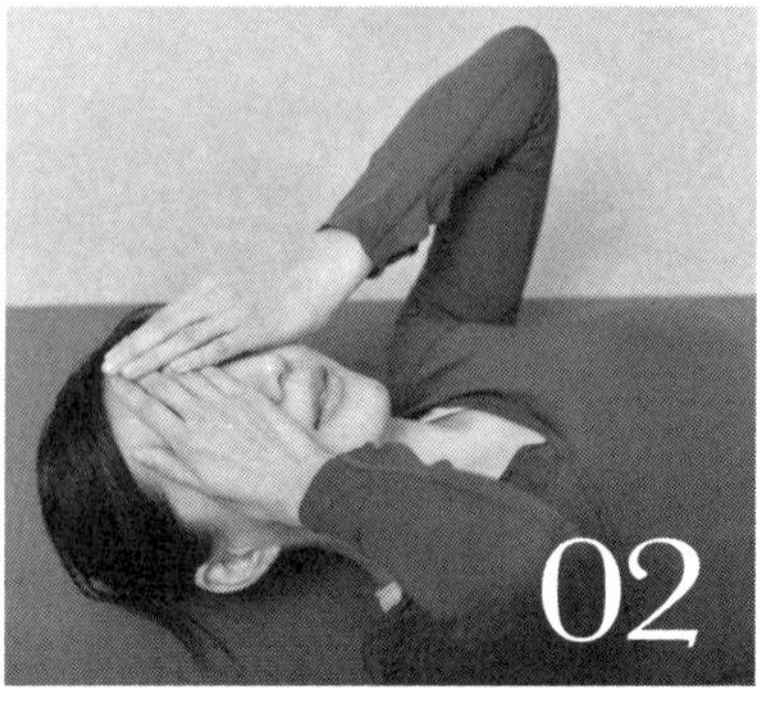

手をこすり合わせてあたためる。仰向けになり、眼の上に手をのせる。眼球をゆっくり回し、できるだけゆっくり吐きながら眼球が奥に沈むイメージをする。

★どちらも、1～2分を目安に行う

頭に上がった気を静める
「おやすみ前の足裏ワーク」

頭を働かせ過ぎると、全身の「気血」が頭に上がってしまい、
うまく頭を休ませることができません。足にふれて「気血」を下に降ろしつつ、
足の血流をよくして全身の巡りをよくしましょう。

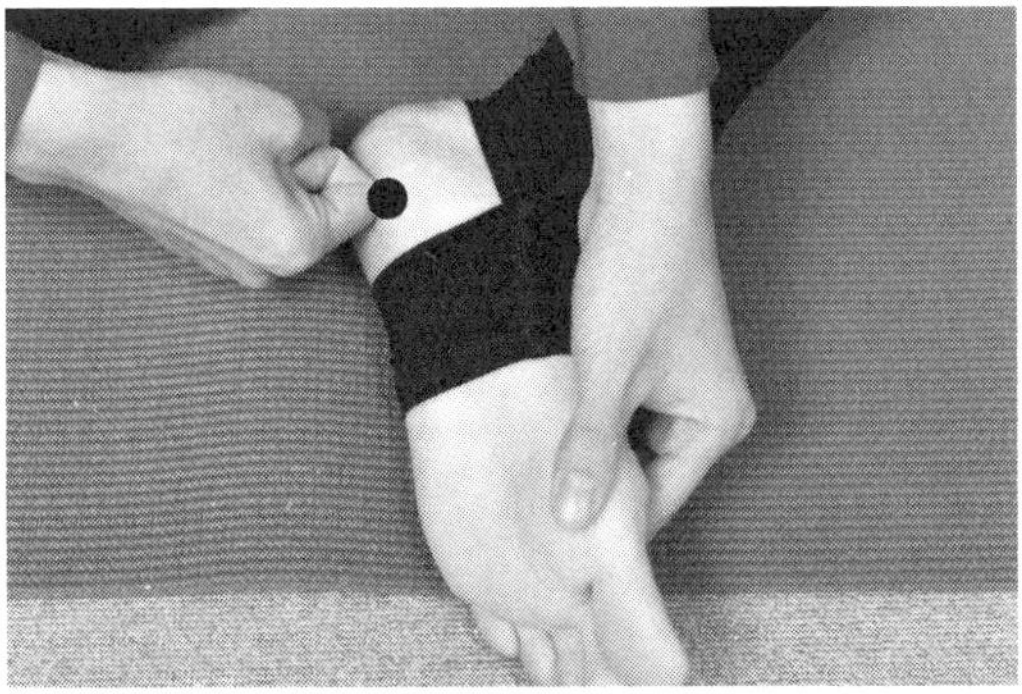

01

足裏にある不眠のツボ（かかとの中央）を手でプッシュ。ゴルフボールなどがあれば、この部分で踏みつけても OK。

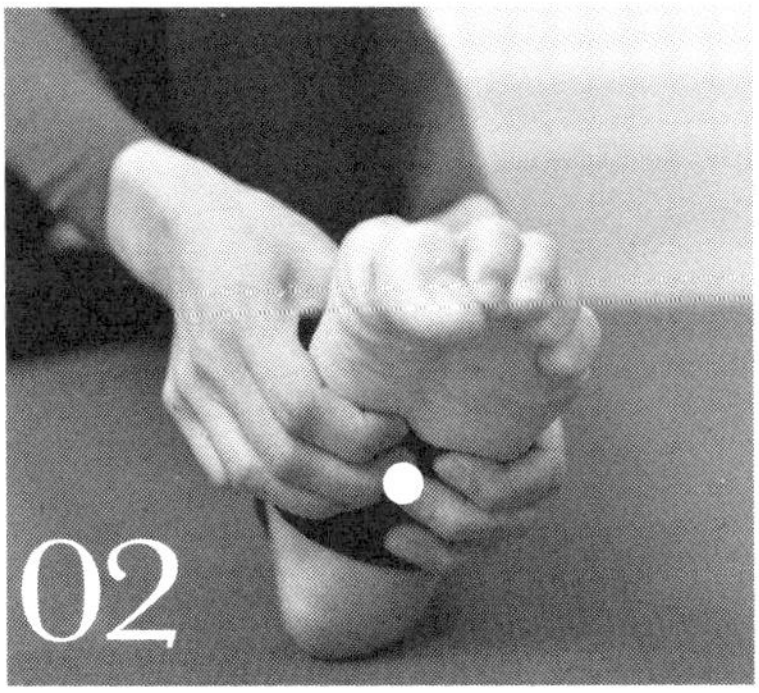

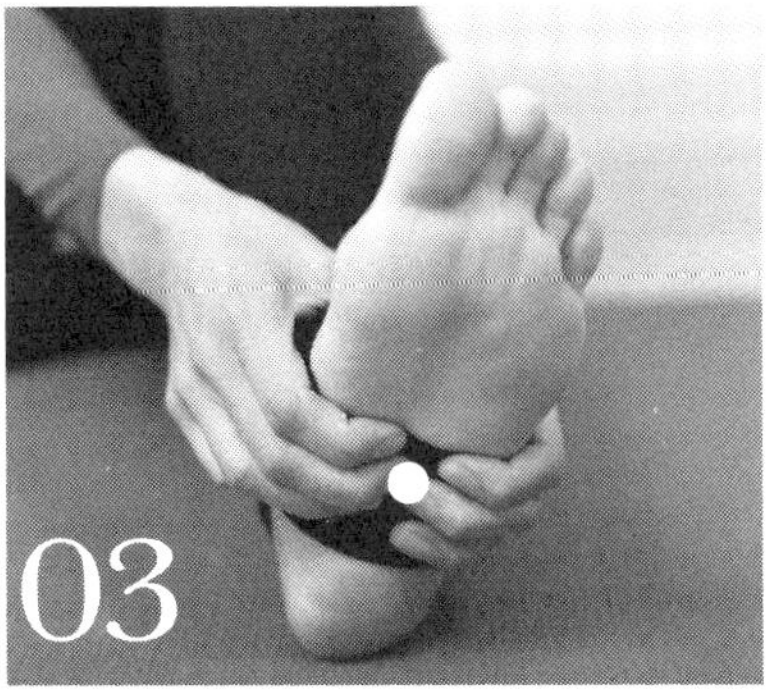

下肢の血流を促進する足裏グッパーを行う。足裏の中央には、ふくらはぎにつながる筋肉があるので、そこを抑えて足指を開いたり閉じたりする。
★左右各 10 回程度

仁平's Column

「心臓をゆるめる、寝起きの工夫」

時間ギリギリまで寝ていて、飛び起きると胸がドキドキして落ち着かないという経験はありませんか？

このようなドキドキが出てしまうのは、身体が起きる準備ができていなくてビックリしているから。リラックスモードの副交感神経から、緊張状態の交感神経に急激に切り替わっている証拠です。

起きる時はいきなり飛び起きずに、布団やベットの中でまずは指先や爪先をもぞもぞと動かし、身体を徐々に起こしていくのがおすすめです。足を動かした後は、頭の上で手を組んで、足と手で思い切り伸ばし合いをしてみてください。伸びて伸びて、一気にフワッと脱力。これを３回ほど繰り返してからゆっくり起き上がるようにします。起きたらカーテンを開け、朝日を浴びてしっかりと目を覚ましましょう。

布団やベットがやわらか過ぎると、寝てる間にも身体に歪みが生じることがあります。この歪みを放ったらかしにしておくと、呼吸も浅くなってしまいますので、寝具も心地よいものを心がけてください。

次ページで、身体が気持ち良く活動モードにうつるための「お目覚めワーク」を紹介します。ぜひ、目覚めのよくない時にやってみてください。１日の体調の良さを実感するはずです。

気持ちの良い朝を迎える

「お目覚めワーク」

お腹の奥を気持ち良く伸ばし、胸を開きます。交感神経を刺激するので、目覚めの悪い朝や、ヤル気が起きない時におすすめです。

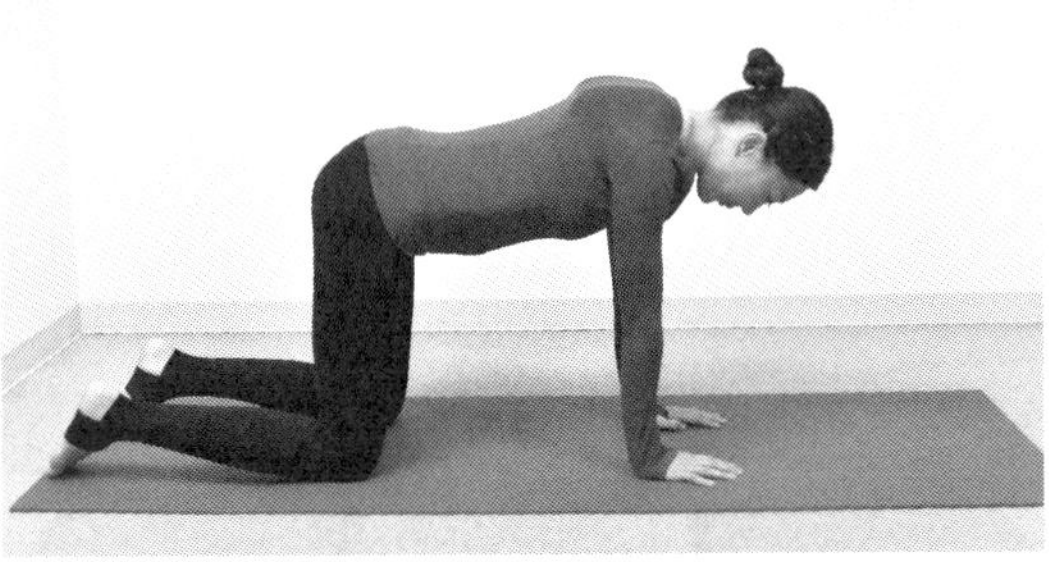

01

四つん這いになる。この時、脇をしめる感覚を持つ。脇をしめると、余計な力が入りずらくなる。太ももは腰の真下に。

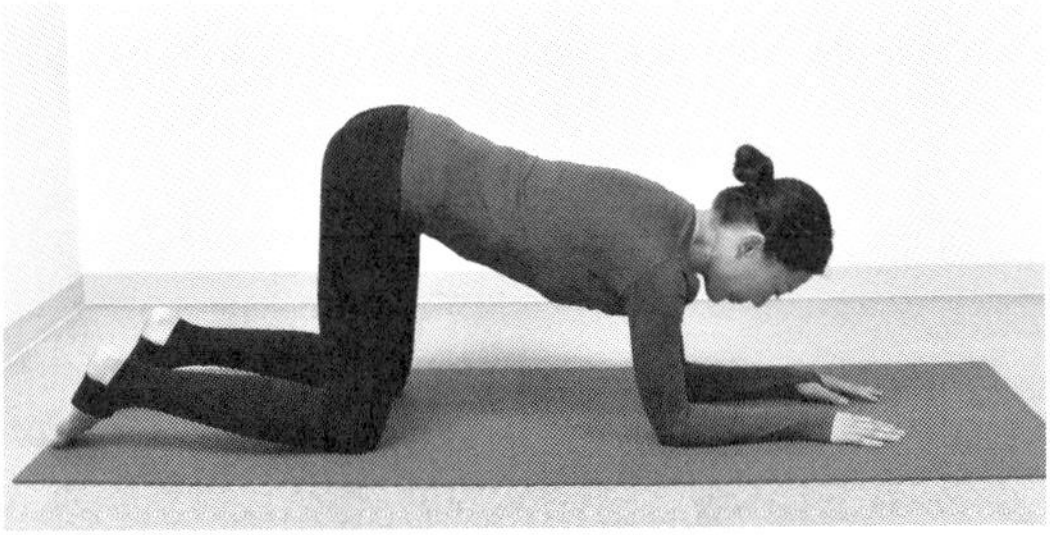

02

太ももは床に対して垂直を保ったままで、手を少しずつ歩かせて上半身を床に近づける。

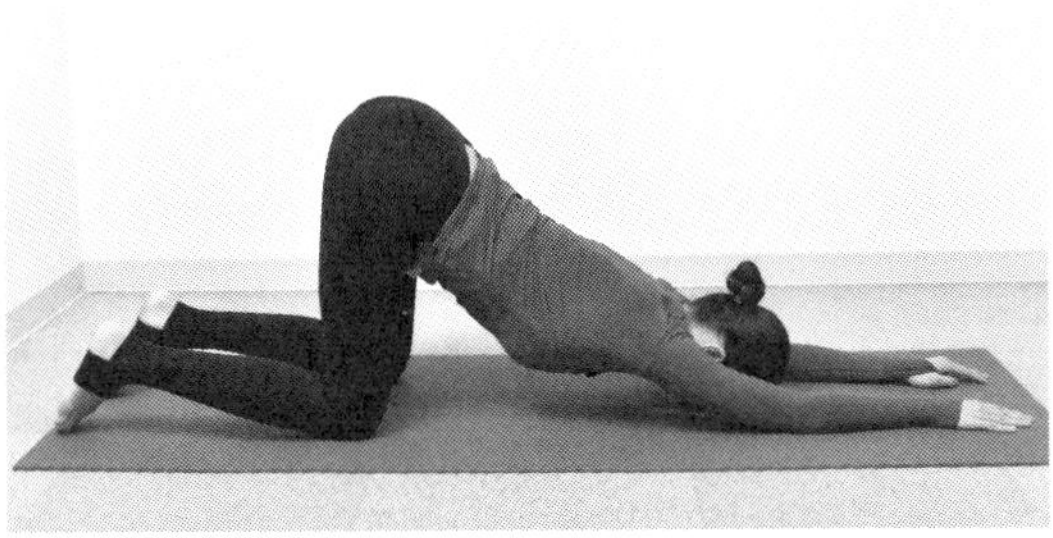

03

脇や胸の気持ち良い伸びを感じて5呼吸ほどキープ。苦しい時は、頭の下にクッションなど置くと、楽に行うことができる。

背骨や下腹部を動かして、〝自律神経〟を整える

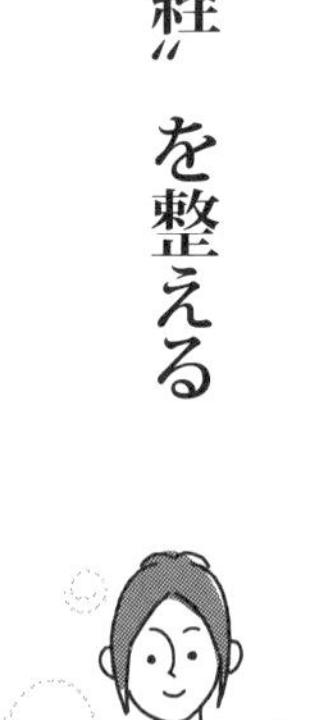

これまでもお話してきた通り、自律神経には交感神経と副交感神経があり、それぞれがアクセル＝交感神経と、ブレーキ＝副交感神経のような役割をしています。アクセルがなければ活動できませんし、ブレーキがなければ身体は休まることがないので、どちらか一方だけでなくどちらも必要でバランスが大切です。

現代人は、どちらかといえば、忙しい日々のストレスなどで、アクセルである交感神経が優位に働きがち。常に戦闘モードで、上手に頭や身体をゆるませて休むことができません。自律神経のバランスが乱れると、集中力が落ちる、頭が重い、めまいがする、疲労感が取れない、不眠、動悸、耳鳴り、低血圧になるなど、何となく体調が悪く、検査をしても原因となる病気が見つからない不定愁訴がでてきます。

血管美人ヨガでは、自律神経を整えるため交感神経の働きも刺激しつつ、副交感神経を促進していきます。背中や下腹部には、自律神経が集中しています。次のワークでまず背骨を周りをしっかりゆるめて動かし、その後に腰と下腹部ゆるめて、自律神経のバランスを整えていきましょう。

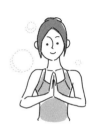

心臓専門医に聞く!

ドクター宮山 血管美人Q&A

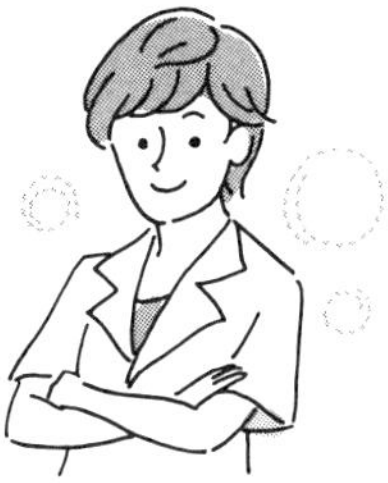

Q1 自律神経のバランスと血管年齢はどんな関係があるの?

A 交感神経は臓器に直接働きかけるので、心臓や肺では促進的に働きかけます。臓器の疲労をもたらし、ホルモンの分泌を介して血管を収縮させるため、交感神経優位な状態が続くと、血管年齢を進めてしまう結果となります。もちろん、副交感神経はこの逆の作用を持ちます。

しかし重要なことは、どちらか一方を極端に優位にすることではなく、両者のバランスをとることです。生物に備わる機能で無用なものなど何一つありません。大切なことは、非常時には交感神経を適切に高め、休養の時には副交感神経を高める。適切なバランスをとることです。

Q2 バランスが乱れると、どんな病気になりやすくなる?

A 自律神経のバランスが乱れれば、24 ページに書かれている「恒常性」の維持が困難となるため、血圧が高い状態が続いたり、血糖値が高くなったりします。その状態が血管にストレスを与え、血管老化を促進します。結果、高血圧症や糖尿病といった生活習慣病を発症、悪化させ、心筋梗塞や脳卒中といった血管に関わる病気を増やすことになります。

また、免疫機能の調節にも関与するため、バランスが乱れれば喘息やアトピー性皮膚炎といったアレルギー疾患を悪くすることも。

Q3 バランスを乱す、一番の原因は?

A 自律神経のバランスを乱す一番の要因は、ストレスです。

自律神経の中枢は脳の中の「視床下部」というところにあります。視床下部は海馬や扁桃体といった記憶や情動を司る周囲の脳と綿密な連絡をとっており、これら周辺領域にストレスがかかれば視床下部にも負荷がかかるので、結果、自律神経のバランスは崩れてしまいます。

背骨や骨盤周りをゆるめ、自律神経のバランスを整える

「キャット＆カウのポーズ」

背骨や骨盤周りには、自律神経が集中しています。
ここを動かしてゆるめ、自律神経のバランスを整えましょう。

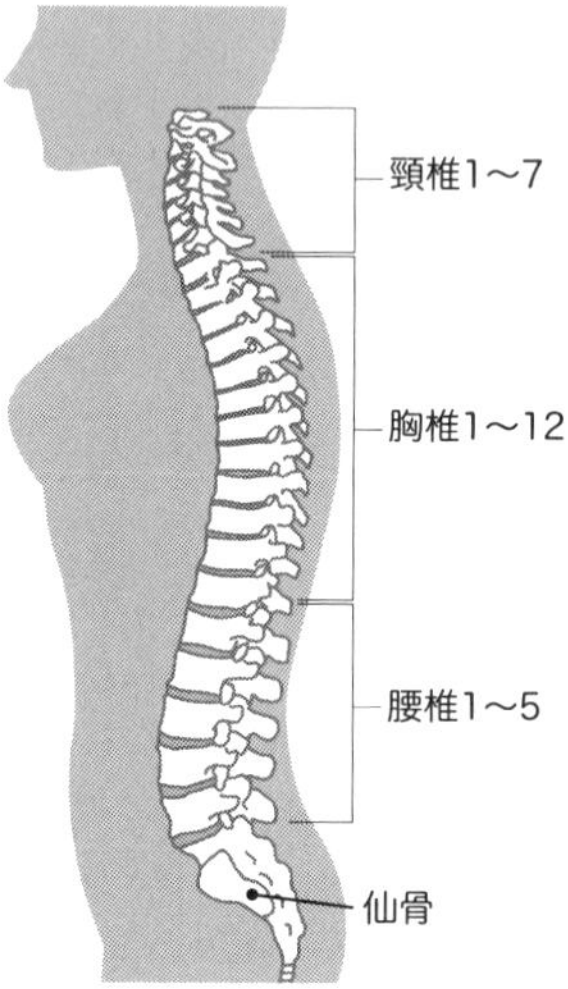

● POINT ●

頸椎、胸椎、腰椎は全部で24個の骨で成り立っています。意識を向け、手でひとつずつ骨を触りながら、すべての骨を前後に動かす練習をしてから行うと、さらに効果的。

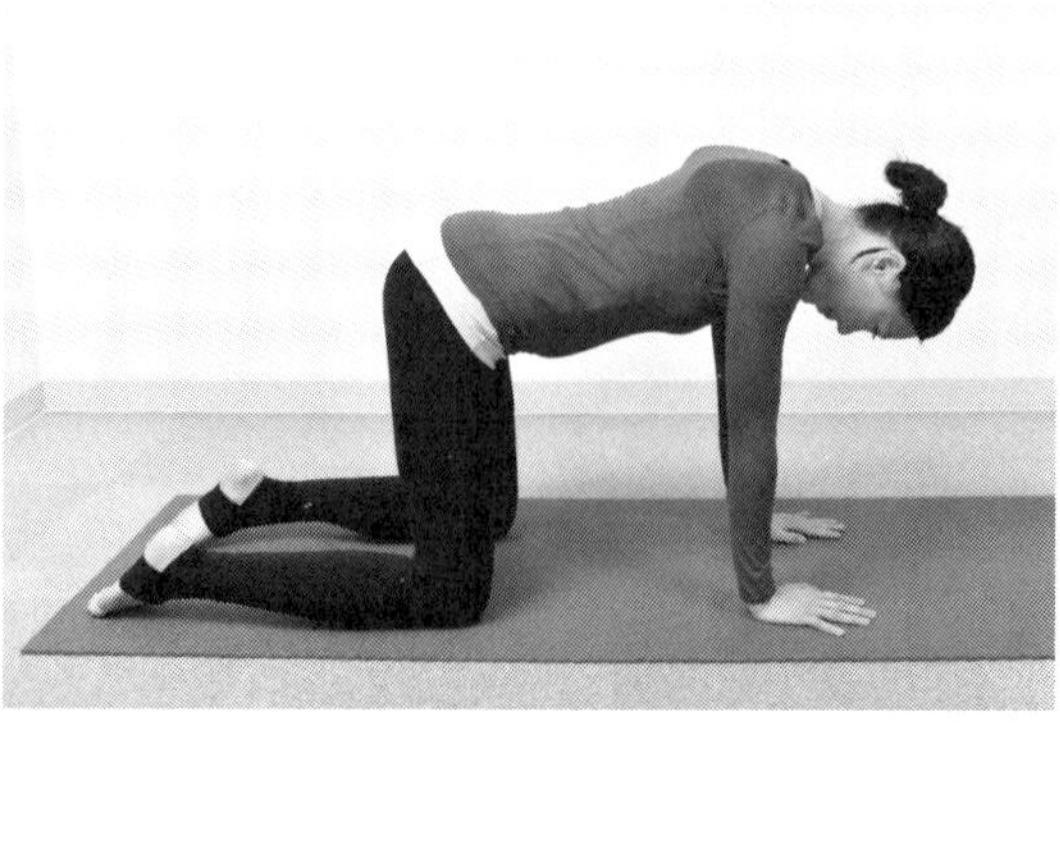

01

肩の下に手首が来るようにして、四つん這いになる。この時、脇をしめておくと、力みにくくなる。

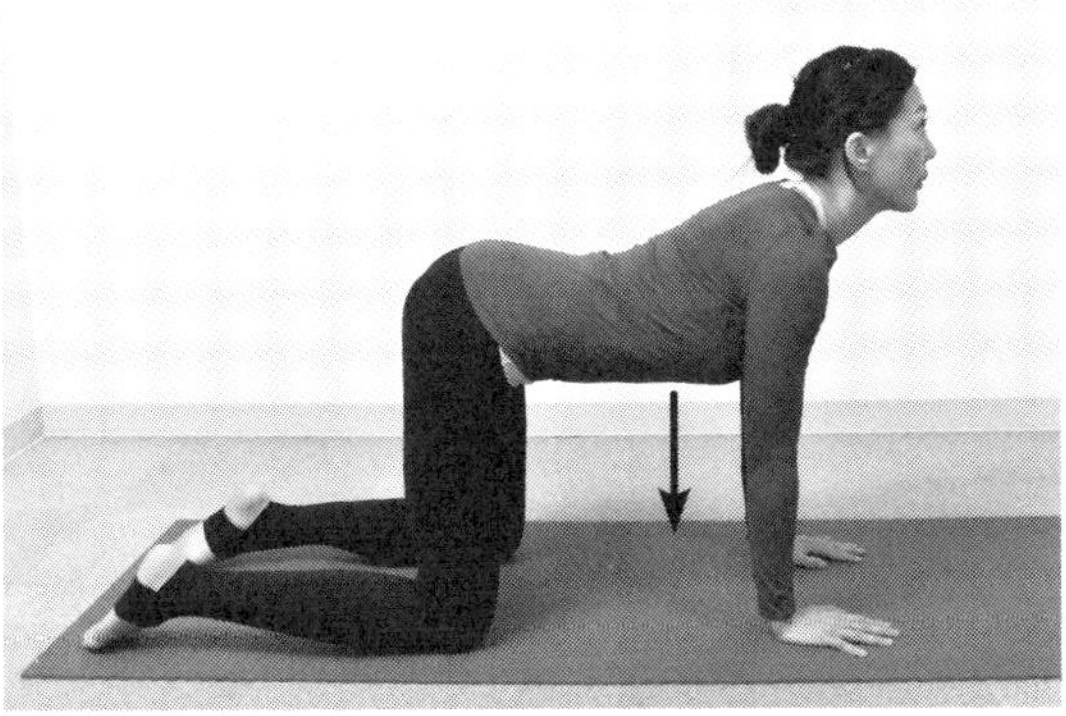

02

吸う息で、みぞおちを下に下げる。目線は斜め上を意識。頭は後から自然についてくる。

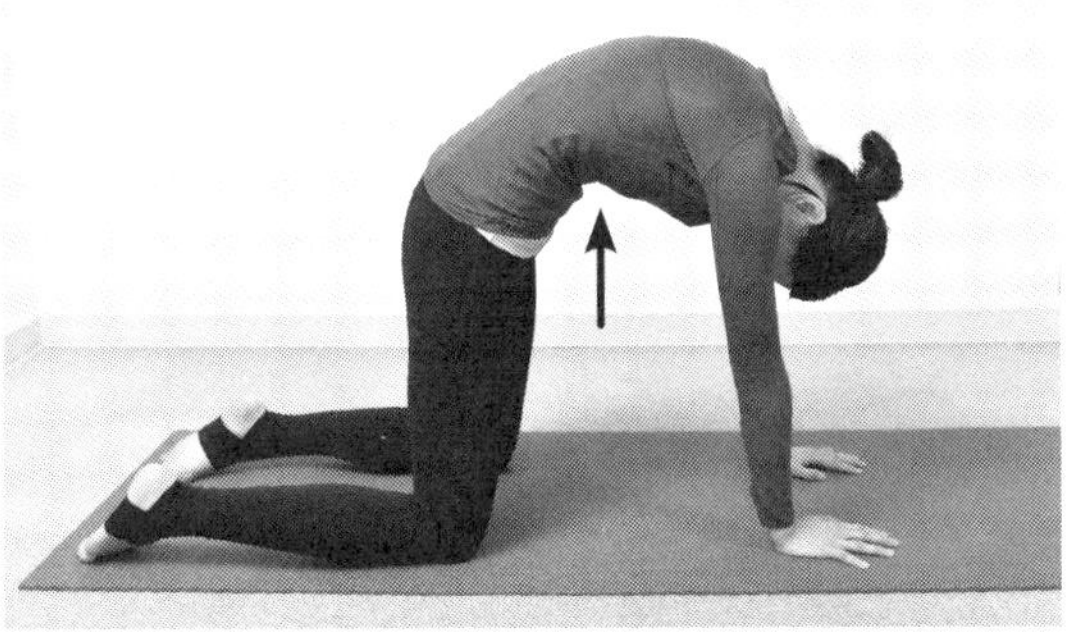

03

吐く息でみぞおちを天井に近づける。目線はおへそを見る。呼吸に合わせてみぞおちを上下させる。この上下を 10 回程度行う。

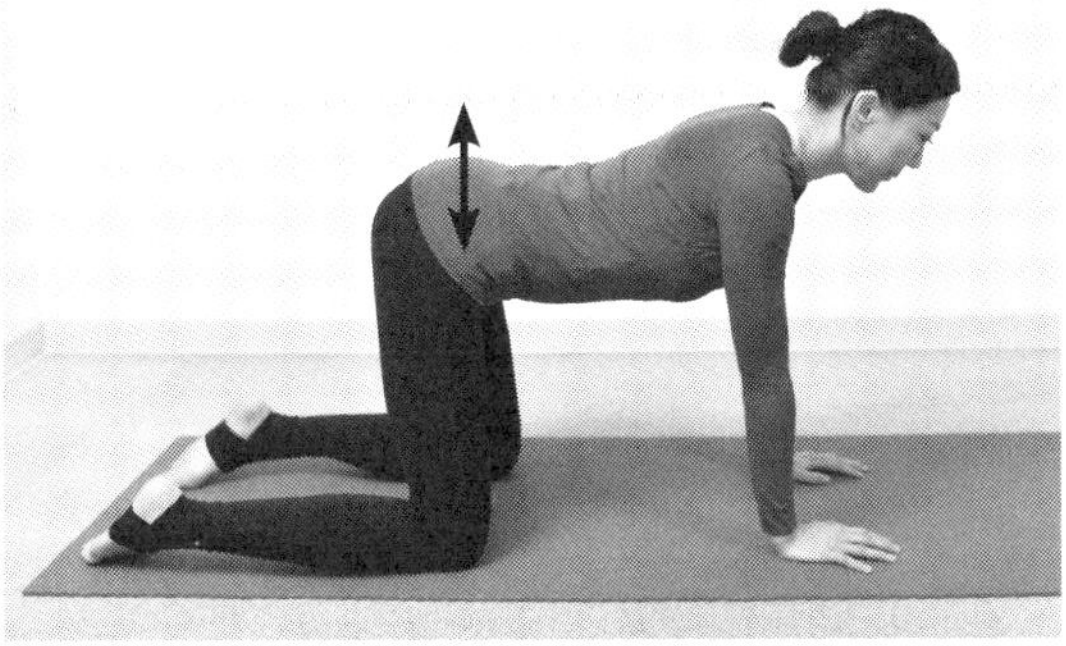

04

続いて、仙骨のすぐ上を動かすイメージで呼吸に合わせて上下させる。10 回程度行う。

脳をだます内臓ストレス発散法

人はストレスを感じると、脳の扁桃体というところが感知し、自律神経の中枢である視床下部にこの情報を伝えます。すると視床下部は、「ストレスから心身を守らなければ！」と、身体の防御反応として交感神経を活性化させ、いつでも戦える緊張状態をつくりだします。この時、末梢血管を収縮させて血圧を上げるので、末梢の血流を悪くします。結果、全身に栄養が巡らず、加齢を進行させてしまうのです。

ストレス自体をコントロールするのは難しいですが、「脳をだます」ことでストレスを解消することは可能です。例えストレスがある状態でも、呼吸を意識的にゆっくり行うことで、扁桃体はその呼吸のリズムにだまされ、興奮状態は鎮まります。

呼吸が深まれば、ストレスがあっても脳をだますことができます。ストレスの要因が残っていたとしても、まるでストレスが去ったかのような状態をつくり出せるのです。

次のパート2では、この〝呼吸〟について詳しくお伝えしていきます。

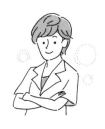

PART

2

血管美人の鍵は“呼吸”。
呼吸を変えて、
巡る身体に！

血管美人のための優しい解剖生理学

血管は、心臓などの循環器だけでなく、呼吸器にも密接なつながりがあります。

ここからは、呼吸器と循環器の働きや仕組みを優しく説明していきます。仕組みを知れば、より血管と身体への理解が深まります。

まずは、〝呼吸器〟です。

呼吸には、〝内呼吸〟と〝外呼吸〟の2つがあります。

みなさんが一般に想像する〝呼吸〟は、〝外呼吸〟のことで、体内に酸素を取り入れ、二酸化炭素を排出するガス交換を指しています。

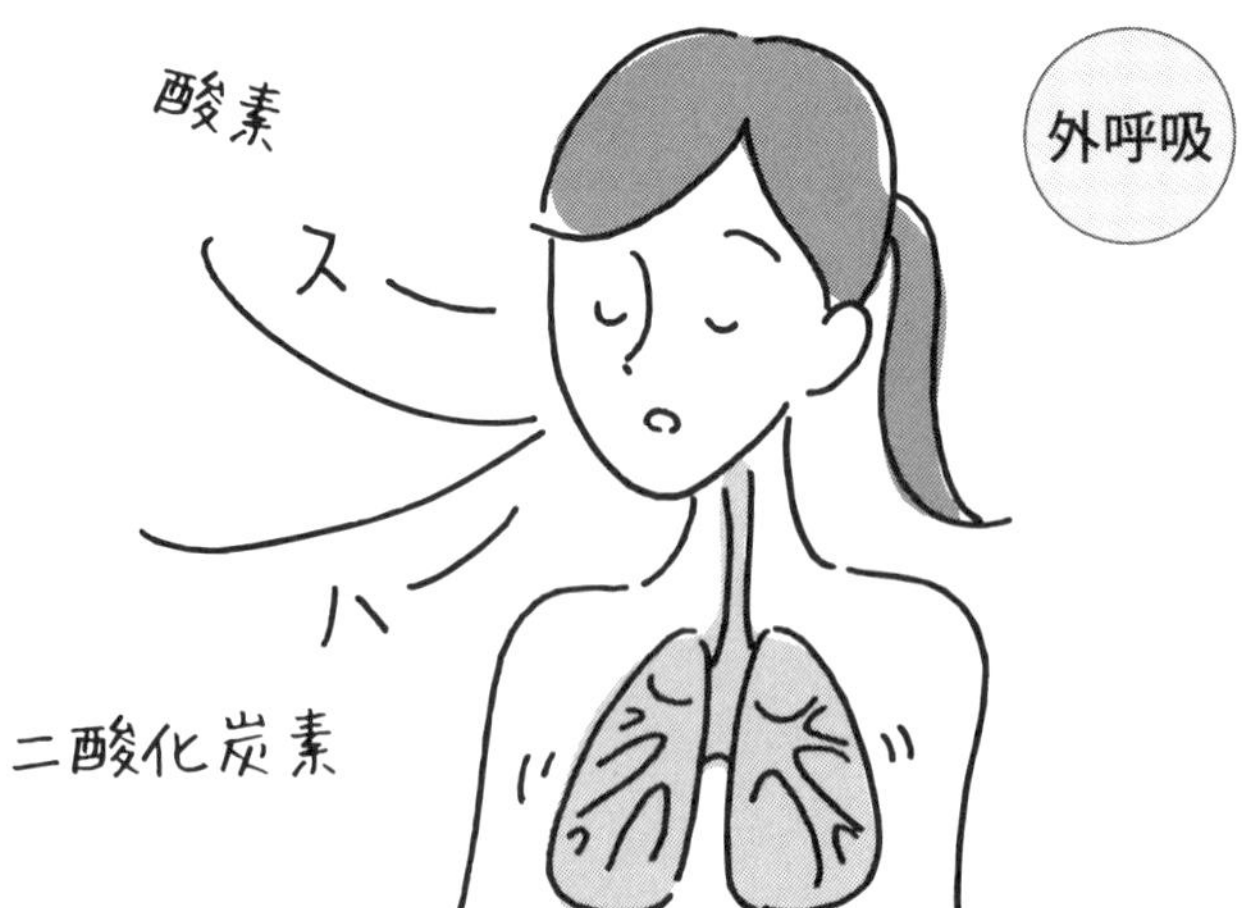

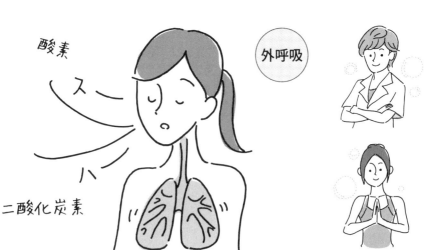

〝外呼吸〟は血液と肺胞の間で行われ、肺胞は吸った空気の中から酸素を取り出して、血液に酸素を送ります。血液は全身から出た二酸化炭素を肺胞に送り、身体の外に出します。

一方、〝内呼吸〟は、有機物質からエネルギーを取り出す細胞中のミトコンドリアという器官が、血液中の酸素を受け取りブドウ糖を分解し、生命活動に必要なエネルギーを生産します。この生産の時に、二酸化炭素と水が出ます。

この交換を〝内呼吸〟といいます。ミトコンドリアは細胞に必要なエネルギーを生み出すだけでなく、生殖細胞の形成にも大きく関わっています。

この〝内呼吸〟の能力を高めることができれば、体力アップ、若々しいエイジレスな身体づ

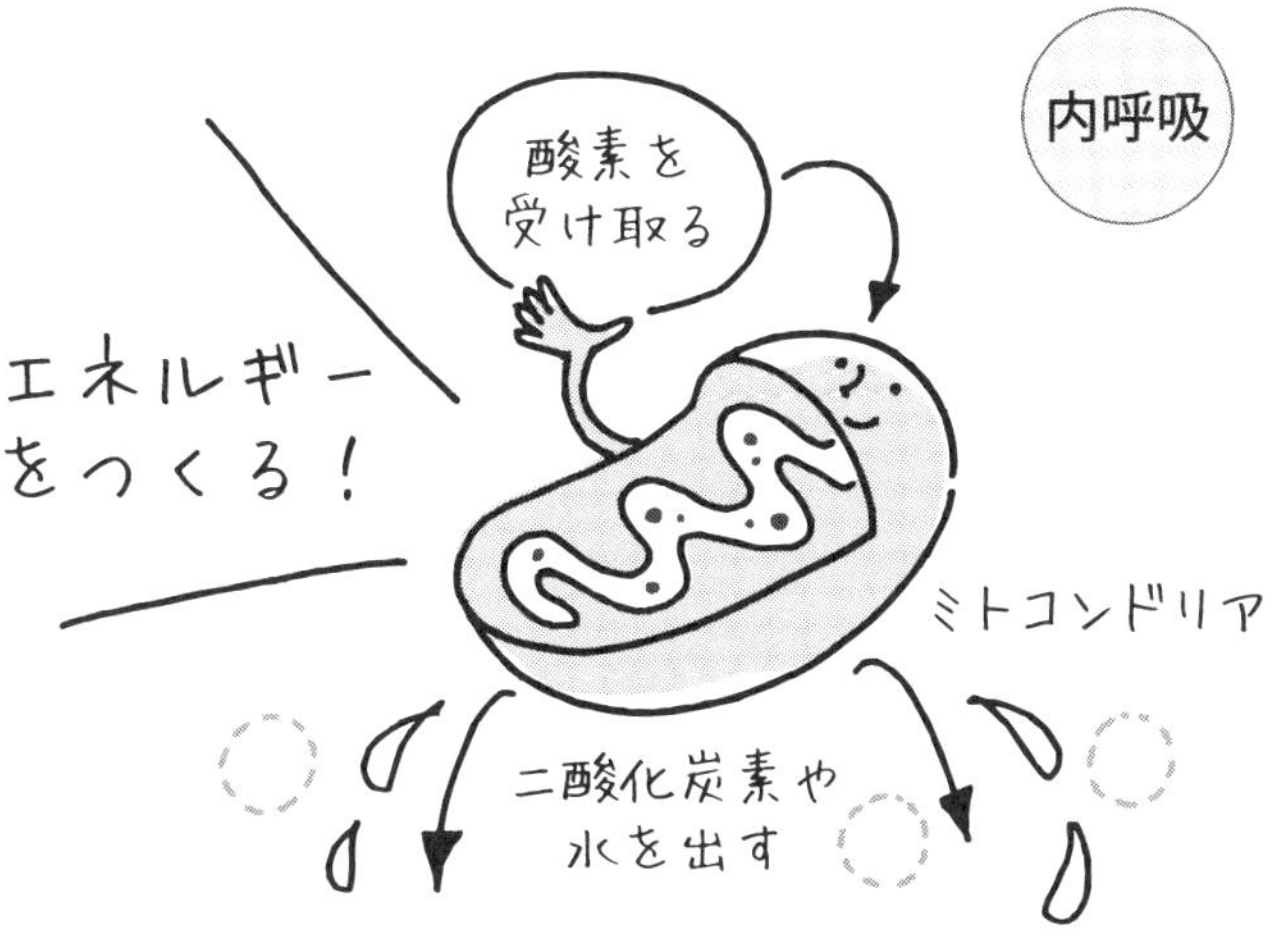

くりにつながります。

ミトコンドリアはエネルギーが身体に足りないと感じると増殖する性質があるので、食べ過ぎないことと、運動する前に食事をとらないようにすると、その能力を高めることにつながります。


続いて、呼吸器を構成している各臓器をみていきましょう。

呼吸器は、
○気道（鼻腔、咽頭、喉頭、気管、気管支）
○肺（肺胞）
○胸膜（肺と胸郭の内側を覆う膜）
○呼吸筋（横隔膜、肋間筋など）
などで構成されています。

呼吸のために必要な約70％の役割を担っているのが、呼吸筋の〝横隔膜〟です。息を吸う時に横隔膜が引き下がることで、肺が広がり空気を取り込むことができます。力んだ呼吸や口呼吸、姿勢の悪さで横隔膜がきちんと動かず、首やお腹にある呼吸を補助する筋肉＝呼吸補助筋を過剰に使って呼吸をしていると、そこに力みが生じてきます。すると、呼吸をする時に肩が上がったり、呼吸によるお腹の動きも失われ、内臓もかたくなります。

横隔膜がしっかり動けば呼吸補助筋の余分な力みも抜け、ゆるんだ呼吸が行えるようになります。


横隔膜には3つの穴が空いていて、その内の2つに大動脈と大静脈が通っています。

横隔膜が適切に動いて姿勢が整うと、これらの大きな血管を圧迫することがないので、血管をしなやかに保つことが期待できます。また、大動脈の近くには、不要になった老廃物が身体に入ると、それらを濾過するフィルターの役割を担うリンパ節が多くあります。大動脈の流れ

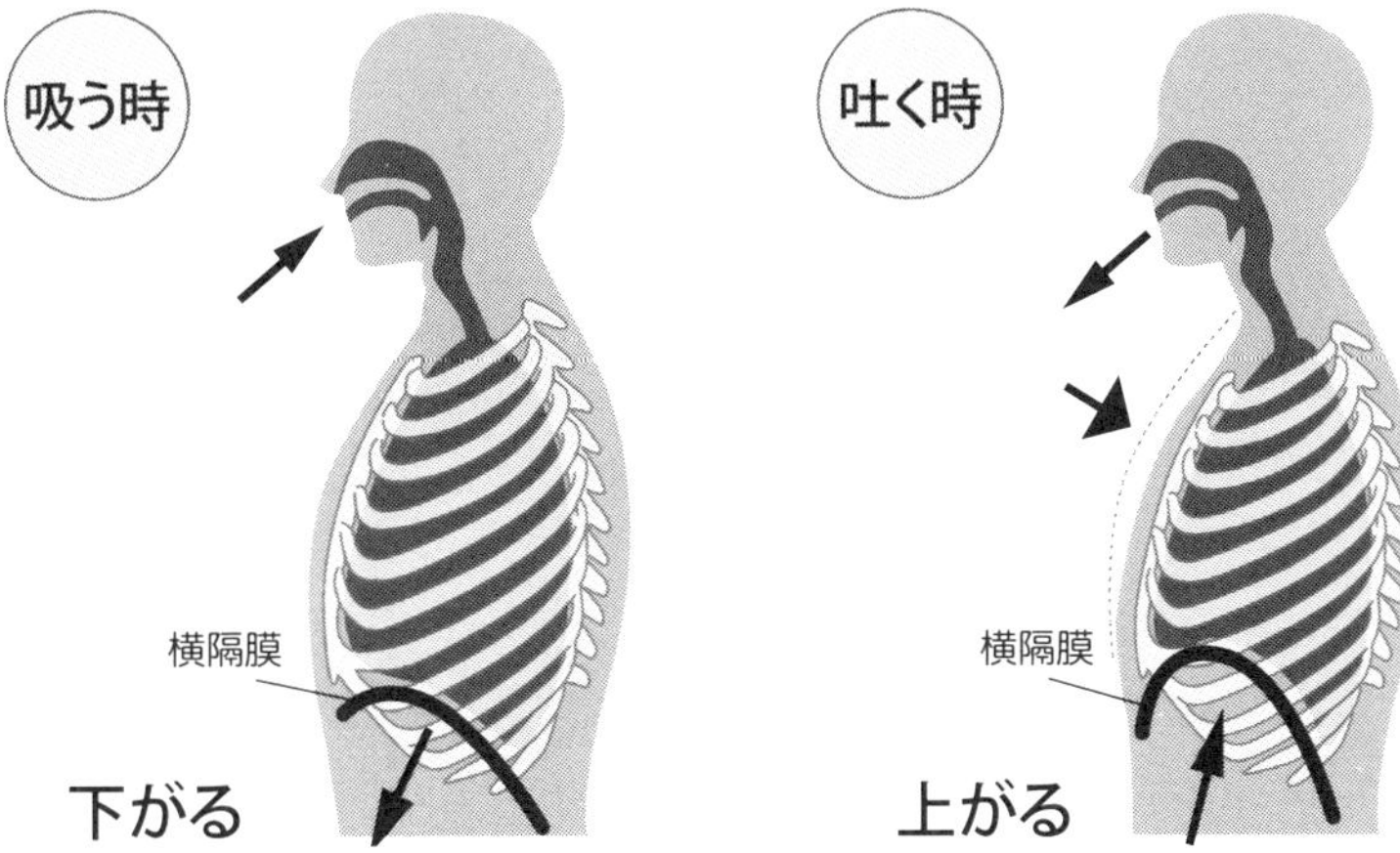

が良くなれば、このリンパの流れも良くなります。リンパの流れが良くなれば、細胞にとって不要になった老廃物の回収と濾過がスムーズになり、身体を守る働きも高まります。

続いて、〝循環器〟の働きを見ていきましょう。

心臓や血管は循環器と呼ばれています。

心臓は心筋という筋肉で形づくられていて、横隔膜の上にあり、大体、握りこぶし程度の大きさです。収縮と拡張を繰り返していて、1分間に約60回、血液を全身に送っています。

肺と心臓は、肺動脈と肺静脈でつながっています。

呼吸をした後、酸素を多く含んだ血液は心臓

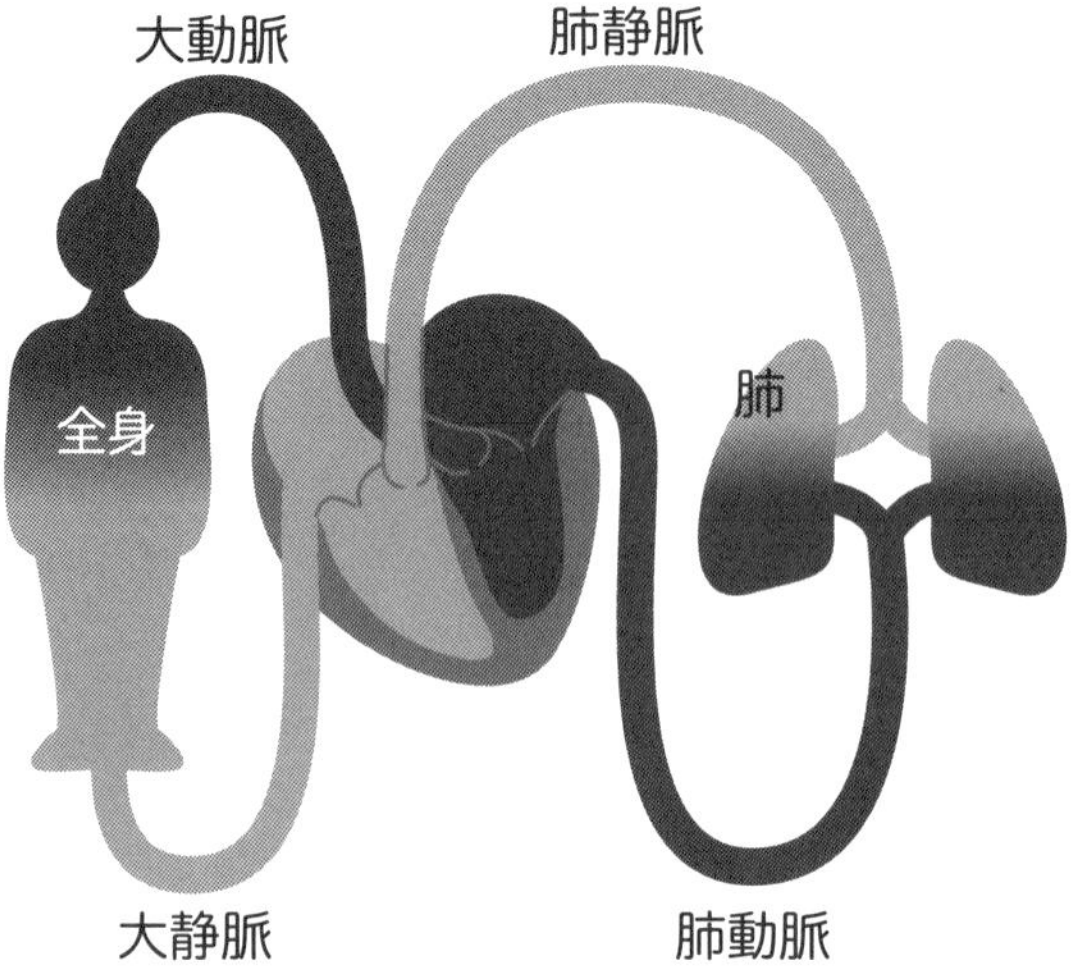

から大動脈を通って全身に運ばれます。一方、二酸化炭素や老廃物を含んだ血液は大静脈を通り心臓に戻ります。肺と心臓が協力をして、たっぷりの酸素を動脈に乗せて全身に巡らせ、二酸化炭素を静脈に乗せ回収しているのが、循環器の働きです。

身体は活動のため多くの酸素を欲していますが、とくに脳は身体の中でもたくさんの酸素を必要としています。呼吸は美肌や健康のためだけでなく、脳にも大きく関わっています。

つい、〝酸素が重要で、二酸化炭素はあまり重要ではない〟と思ってしまいがちですが、二酸化炭素には気道や血管を拡張し、血中の酸素が体内の細胞に届くのを助けるという大切な働きがあります。

呼吸が乱れて「ぜぇぜぇ……」と呼吸過多になり、息を吐き出し過ぎると、血中の二酸化炭素が少なくなり、身体の組織や細胞に酸素が行き渡らなくなります。すると、身体を思い通りに動かしにくくなり、それがさらに進むと、呼吸困難状態になり、頭がボーっとしたり手足のしびれなどが出てしまうことがあります。

さらに、二酸化炭素には血液のＰＨ値（酸性の度合いを示す値）を調整するという重要な役割があります。血液のＰＨ値が正常値よりアルカリ性に傾き過ぎれば、呼吸をゆっくりにして二酸化炭素を増やしてバランスをとります。逆に酸性に傾き過ぎれば、呼吸を早くして、二酸化炭素を減らし、同じようにバランスをとります。このように、わたしたちが生きるためには、酸素も二酸化炭素もどちらも同じくらい大切なのです。

血液のＰＨ値は、わずかにアルカリ性で、７・３５〜７・４５の間が正常値です。酸性、アルカリ性どちらに傾き過ぎるのも健康に良くありません。このＰＨ値には、食事が大きく関わっていて、加工品や酸化した食事を多くとると、身体は酸性に傾くといわれています。より健康に美しくなっていくためには、呼吸だけでなく、食事やライフスタイルなどすべてが関わり合っています。

呼吸の状態、食事の内容、生活習慣を意識的にチェックして見直し、一緒に血管美人を目指していきましょう！

\ Let's TRY! /

今の呼吸の状態を見てみよう

深い呼吸できてる？ “腹式呼吸チェック”

深い呼吸、力みのないゆるんだ呼吸が出来ているか、まずはチェックしてみましょう。
腹式呼吸はお腹のやわらかさとも関係しています。お腹がゆるんでいるか、
それとも緊張しているか、お腹の状態を意識してみてください。

ゆるふわなお腹の呼吸

○ OK

Check Point

- ☑ 吐く息でお腹が凹む
- ☑ 吸った息でお腹がふくらむ
- ☑ 吸った息で、前だけなく脇腹の辺りや背面側がふくらむ感覚がある
- ☑ 肩や首がリラックスしている

横

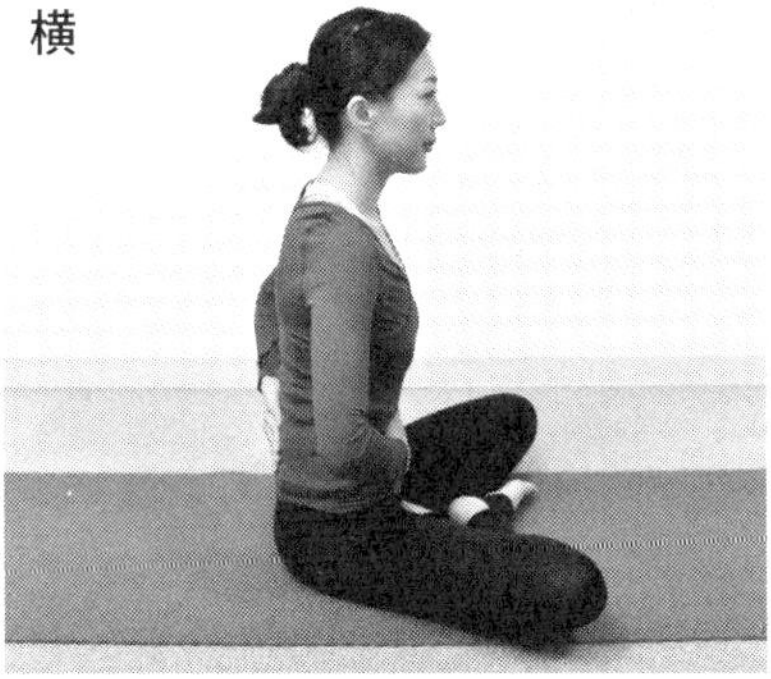

前

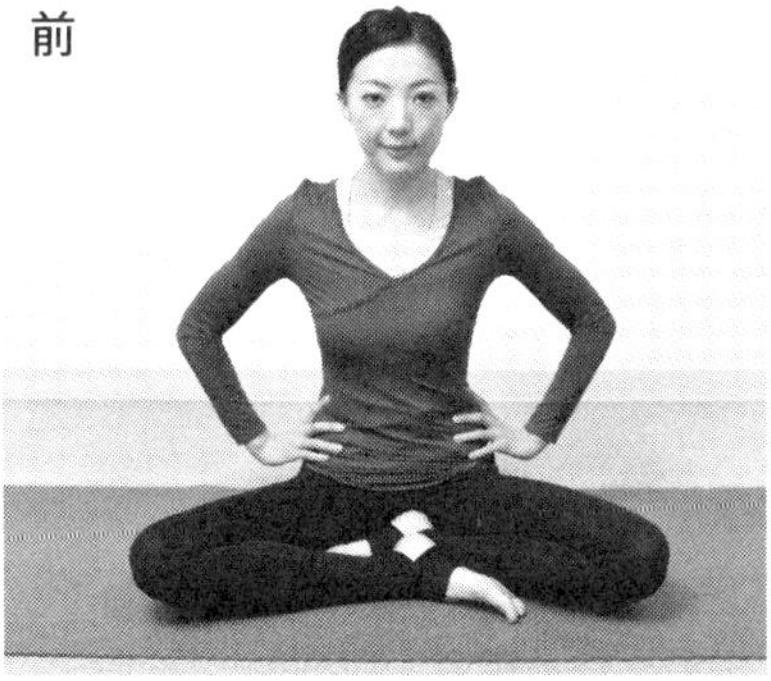

カチコチなお腹の呼吸

× NG

Check Point

- ☑ 呼吸をする時に、お腹が動かない
- ☑ 息を吸う時に肩が大きく動く
- ☑ 呼吸する時、肩首に緊張を感じる
- ☑ お腹は動くが前方向にしか動かない

ホルモンバランスを呼吸で整えて血管美人

ホルモンや成長を促す【内分泌】を整えることも、血管美人に近づくには効果的です。

〝ホルモン〟と聞くと、女性ホルモンや、子宮や卵巣などの生殖器を思い浮かべる方が多いかと思いますが、それだけではありません。ホルモンをつくり分泌する臓器を、〝内分泌臓器〟と呼びます。少しあげるだけでも、脳、脳下垂体、甲状腺、副甲状腺、膵臓、副腎、卵巣、精巣、心臓、肝臓、腎臓など多くの臓器があります。

ホルモンバランスが崩れると、ＰＭＳ（月経前症候群）、生理痛、不妊、無月経、うつ症状、更年期障害の症状が強く出るなどさまざまな不調や疾患につながります。内分泌臓器を健やかに保ち、その働きを支えるためには、自律神経を整えることが重要になります。そのためには、やはり〝呼吸〟が助けになります。

どのような呼吸が助けになるかというと、前ページでチェックした、ゆるんだ呼吸〝腹式呼吸〟がおすすめです。横隔膜を上下によく動かすので、内臓のマッサージ効果もあります。

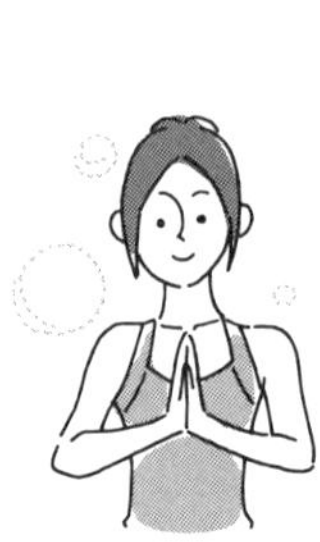

横隔膜は前章で説明した通り、不良姿勢や口呼吸などで動きが小さくなり、かたくなってしまいます。横隔膜がかたくなると、内分泌臓器である肝臓の動きも制限されてしまい、肝臓もかたまりやすく、ゆるみにくくなってしまいます。肝臓は横隔膜のすぐ下に位置しているので、呼吸を深めることは肝臓のマッサージにもなります。「物言わぬ臓器」といわれる肝臓は、栄養の代謝、解毒、消化を助ける胆汁、コレステロールの生成を行っています。コレステロールのバランスが崩れると、女性ホルモンの分泌は上手くいきません。肝臓の働きが良いことは、女性の健康と美容に欠かすことができません。

ゆったりとした腹式呼吸で、肝臓などの臓器もケアしていきましょう。

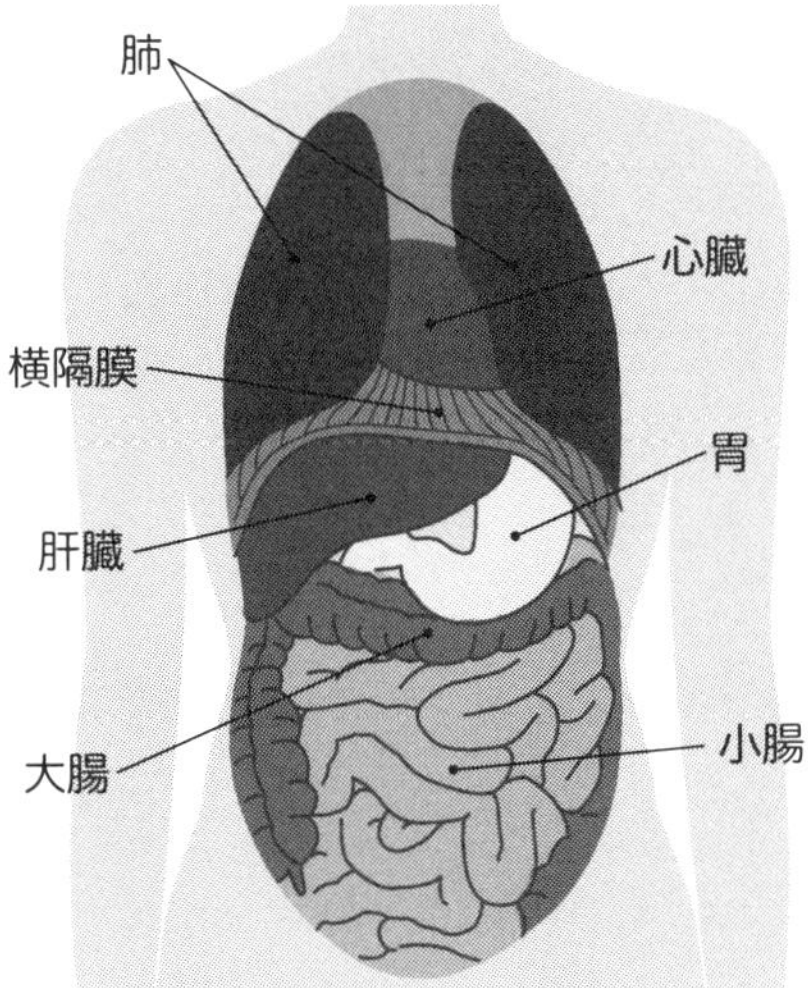

腹式呼吸の際には、インナーユニットと呼ばれる4つの筋肉、

○横隔膜
○腹横筋
○多裂筋
○骨盤底筋群

が連動して働いています。

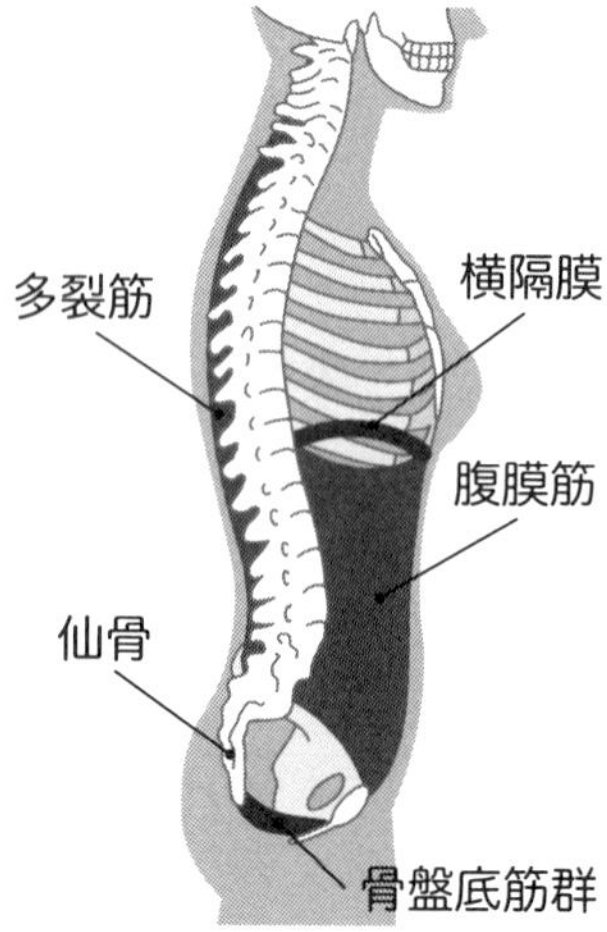

このインナーユニットが連動して働くことで、体幹部が安定します。インナーユニットが働いていないと、骨盤の底の部分である骨盤底筋群にも大きな負担がかかります。すると、尿漏れが起きたり、骨盤内の臓器にも影響を与え、骨盤周辺も歪みやすくなってしまいます。逆に、これらが連動して働くようになると、骨盤内の臓器や血管も圧迫されないので、ホルモンバランスを整えることにつながります。

次は、横隔膜をゆるめるワークを紹介します。内臓は物理的に隣合うだけでなく関係し合っているので、お腹の中を呼吸で優しくゆるめるワークは、すぐに実践してもらいたいワークです。

心臓専門医に聞く!

ドクター宮山
血管美人Q&A

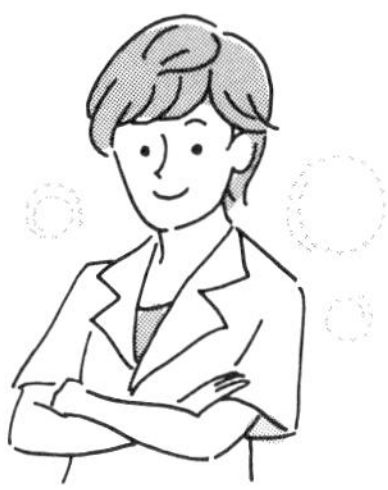

Q1 ▶ 呼吸と血管年齢の関係を教えて!

A 最近では、心臓病を患っている患者さんはそうでない人に比べて、肺疾患を発症している率が有意に高いといわれています。同様に一般臨床においても、血管年齢の進んでいる人は、肺年齢も進んでいる印象を持っています。
呼吸とは簡単に説明すれば、新鮮な酸素を身体に取り入れ、これを利用したエネルギー代謝の結果、細胞の中で発生した二酸化炭素を体外に排出する機能を指します。これらガスの運搬はもちろん血液を介して行われますから、呼吸と血管は切っても切り離せない関係にあります。

Q2 ▶ 呼吸が浅いと、身体にどんな影響がある?

A 浅い呼吸は、交感神経が高まっている状態です。この状態では呼吸筋が疲労するだけではなく、ほかの自律神経の支配を受けている内臓も交感神経優位となります。心臓では血圧や心拍数が上がることで心臓年齢と血管老化が促進され、消化管では動きが抑制されることで消化不良を来すなどさまざまな影響があります。

Q3 ▶ 呼吸が浅い状態が続くと、内臓はどうなるの?

A 内臓を支配する神経のほぼすべては自律神経です。内臓の筋肉は交感神経と副交感神経のバランスで活動しており、筋肉がこわばる原因はこのバランスが崩れる時です。例えば、消化管では交感神経が優位になると筋肉の収縮が抑制され、内臓本来の機能が阻害されてしまいます。このように、呼吸が浅く交感神経優位な状態が長く続くと、内臓の状態にも影響を及ぼすことが分かっています。

お腹の中を、呼吸で優しくマッサージ

「横隔膜をゆるめるワーク」

力みのない呼吸をするために、まずは呼吸の要である横隔膜をゆるめるワークを行いましょう。触ってみてかたかったり、痛みを感じたら横隔膜がかたくなっている可能性があります。毎日続けて行ってみましょう。

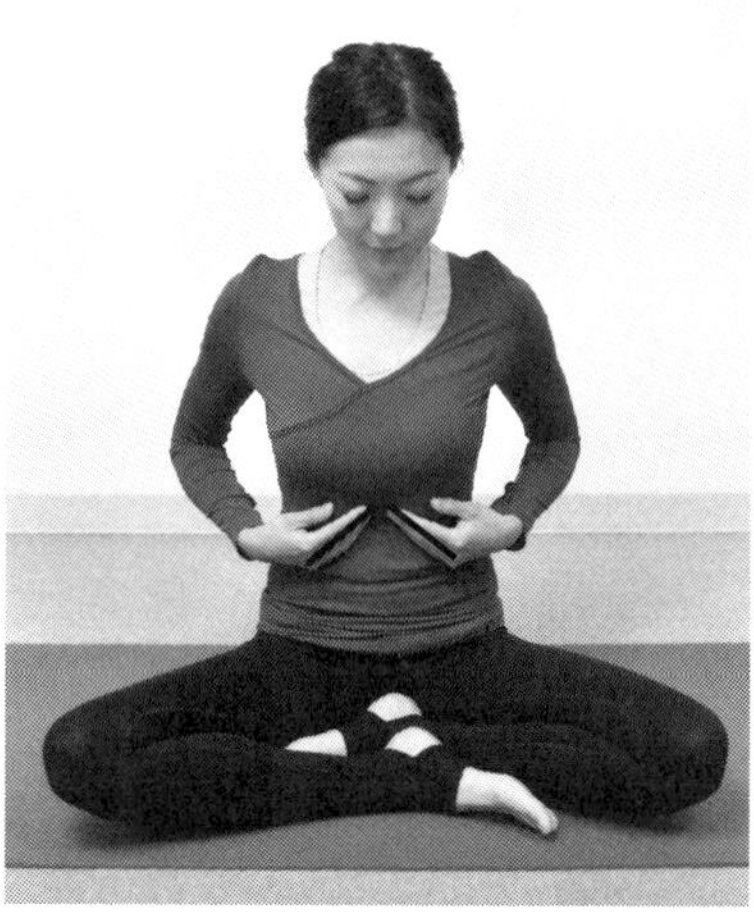

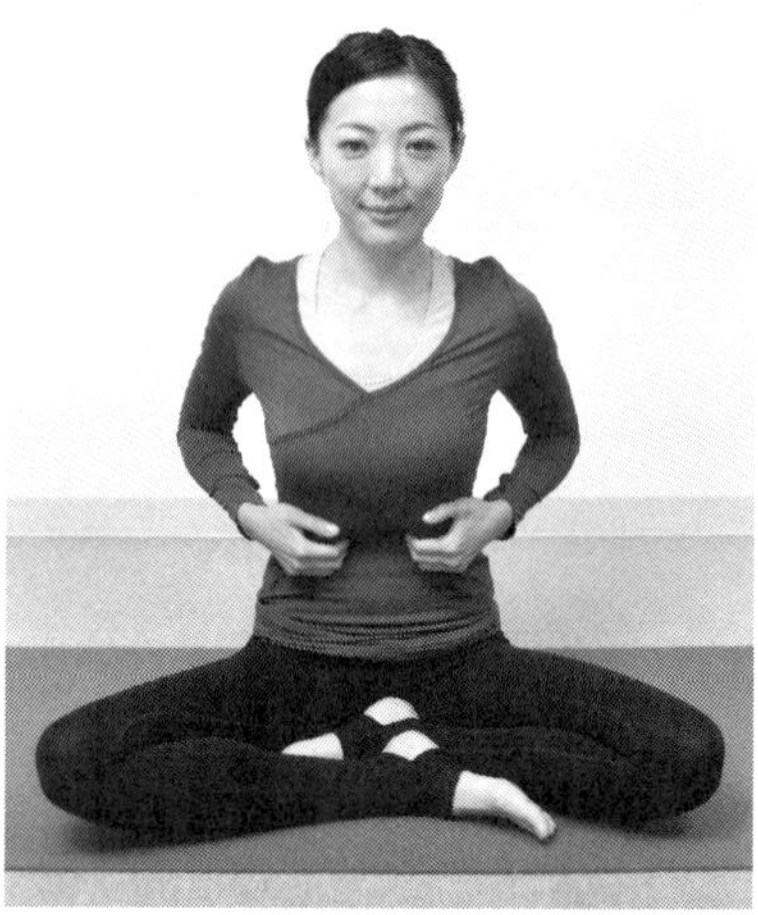

01 肋骨下側部分に両手の指を沿わせる。かたまっている部分は痛みを感じることもあるので、優しくさするようになでる。

02 そのまま、深呼吸をする。吐く時に、軽く内側にしぼるようにする。
★ 10回程度行う

仁平's Column

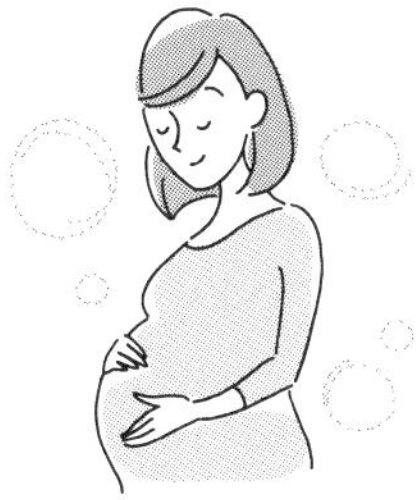

「妊娠中の呼吸や血流を良くする方法」

お腹が大きくなるにつれて、妊婦さんの呼吸の状態が大きく変化していくのをご存知ですか？

赤ちゃんが育って大きくなると、当然、子宮も大きくなります。子宮が大きくなることで、横隔膜は上へと圧迫されるので、深い呼吸である腹式呼吸が難しくなります。妊娠後期はさらに呼吸がしづらくなりますが、本人や赤ちゃんへの酸素量はより必要になるので、肩や首周りを力ませた努力呼吸になり、息切れしやすくなります。結果、疲れやすくなり、だるさやむくみ、肩こりなどの原因につながることがあります。

プライベートレッスンなどで妊婦さんに呼吸指導をする際は、妊娠後期はラクな姿勢である横向きに寝てもらい、背中や手に向かって呼吸を送るイメージで全身をゆるめてもらいます。妊婦さんに知っておいて欲しいことは、力んだ呼吸でかたまりがちな腰や背中、首肩周りのセルフケアをしてもらうこと。身体のこわばりをほどくため、自分で首や脇をさすったり、ゆるめるなどのケアを行い、パートナーにも背中や腰のケアをしてもらう習慣をもつようお伝えしています。とくに自分では届きにくい身体の背面には、膀胱に関連する経絡の流れなどもあり、妊娠中に悩まされるむくみにも良いとされています。

むくみがひどい場合は静脈瘤などの可能性もあるので、主治医にきちんと相談の上、自分でも妊娠期特有のこわばりがちな箇所をこまめにゆるめるようにしましょう。

医師が話す「呼吸が深まると、腸も美しくなる！」

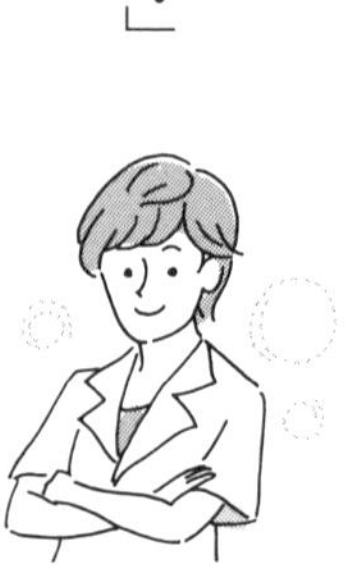

肝臓だけでなく、内臓はそれぞれ重なり合ったり、腹膜という膜を介してつながっているので、どの臓器にも深い呼吸によるゆるめる力は届きます。

ここでは、深い呼吸と腸の関係について医師の観点からお話ししましょう。

〝腸内環境〟や〝腸内細菌叢（フローラ）〟といった言葉を耳にする機会、最近はとても多くなりましたよね。

このような知見は噂話の類ではなく、我々、医師の間でも非常な関心事で、ここ数年もあらゆる学会で話題になっているトピックです。

最近では、生活習慣病や動脈硬化、腸の病気などは、腸内環境の変化によってもたらされている可能性がマウスによる実験で証明されています。驚くような実験ですが、ある特定の病気をもったマウスの腸管に、病気のない健康なマウスの大便を「移植する」と、病気が改善してしまうんです。この実験から分かるように、腸内細菌叢が宿主である個体に与える影響が大きいことが分かっています。

また、腸内細菌叢は「お腹の指紋」とも呼べるほど個人差が大きく、100人いれば100通りの腸内環境（腸内細菌叢）が存在しており、この個体差が生物の若さや健康状態に影響していると考えられています。人と腸内細菌は、切っても切り離せない共生関係にあるわけです。

日常生活で最もこの腸内環境に影響を与える因子は、〝便通状態〟と〝食べるもの〟です。ここでは、便通状態について考えてみましょう。

腕や脚の骨格筋（横紋筋）は、自分の意志で動かすことができますが、腸管を動かす筋肉である平滑筋は、リラックス状態を促す〝副交感神経〟によって動くので、自分の意志で動かすことはできません。同じ筋肉でも、動かす神経

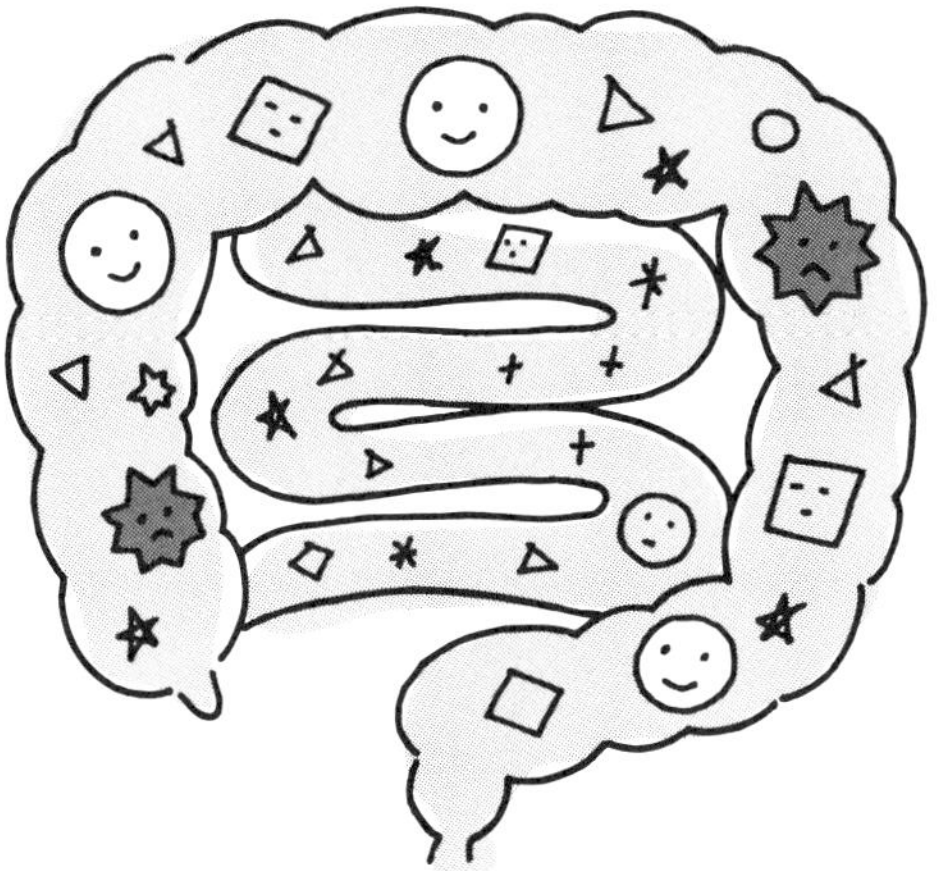

が異なっているのです。

腸管の動きを活発にするためには、副交感神経を優位にする動きが求められます。すでにご存じかもしれませんが、日常生活で運動をする機会が少ない人や、入院患者さんなど運動を定期的に行うことが難しい状態にある人は、総じて便秘傾向にあります。

これは、運動量が少ないことで全身の交感神経の活性化が促されず、同時に身体を休ませる副交感神経が使われる機会も減るため、結果的に自律神経全体の働きが鈍ることが原因です。また、日々ストレスを抱えて悩みの多い人も、常に交感神経だけが活性化した状態になるので、同様に腸管の動きが鈍くなり、便秘傾向になります。

便通の状態は、自分の自律神経が交感神経優

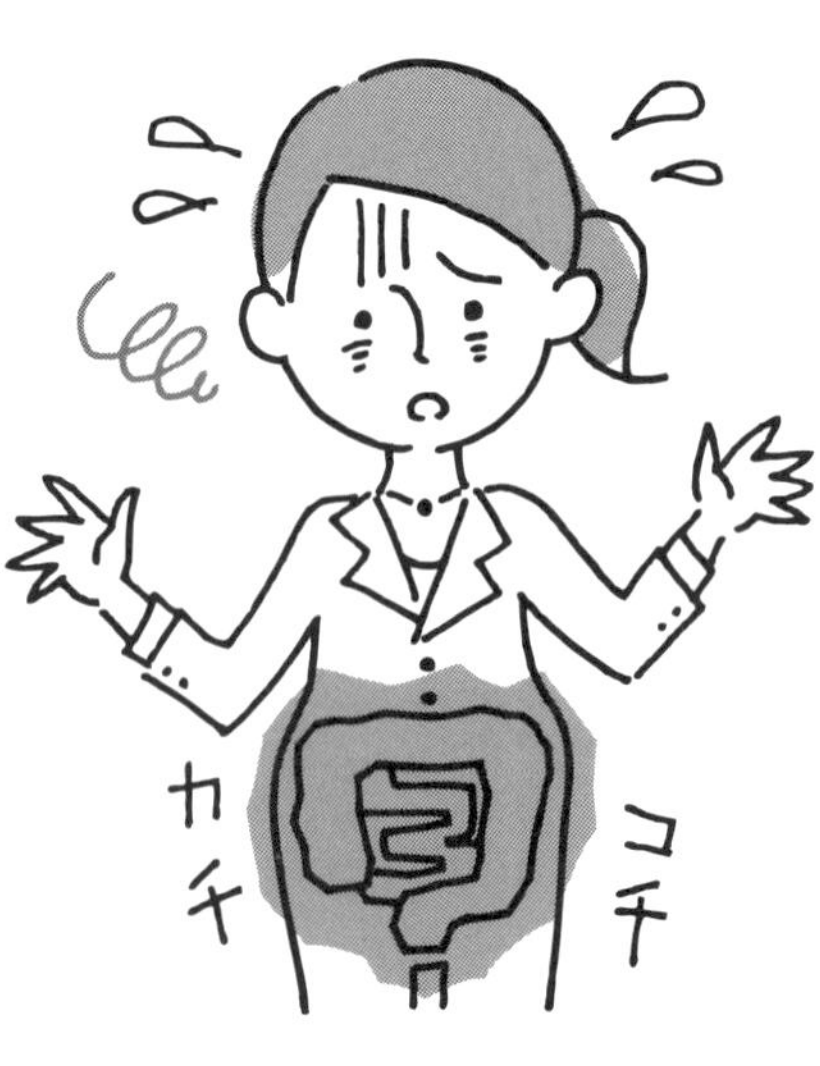

位なのか、副交感神経優位なのか、そのバランスが分かるとても良い指標です。
では、この便秘状態を改善させるにはどうしたら良いのでしょうか？

病院では、入院患者さんを無理やり起こして運動させることは困難なので、便秘の患者さんに対して、腸管の自律神経を直接刺激して腸管平滑筋を動かす薬剤を使うか、「の」の字マッサージとして知られる、お腹を「の」の字にさすることで、腸管の自律神経を物理的に刺激して神経の働きを活発にしています。お腹の臓器、とくに腸管を刺激することで、自律神経の働きやバランスを変化させることが可能なのです。

また腸マッサージだけでなく、仁平さんが説明しているように、腹式呼吸をしっかり行うことで腸をやわらかく保ち、腸内環境や自律神経を整えることもできます。
腹式呼吸は横隔膜を中心として、腹横筋など腹壁にある筋肉を積極的に利用する呼吸なので、これら筋肉群が活動する結果、お腹の中で圧の変化が生じます。この圧変化が、通常の運動や、お腹のマッサージを行うことと同様に、腸管の自律神経を刺激することになります。便通が整えば、結果として腸内環境をより良い環境に変えることができるのです。

あなたは呼吸がきちんとできていないかも？

誰でも普通にできていると思っている呼吸ですが、力んで余計な筋肉を使っていたり、浅かったりと、身体に良い呼吸ができていない人が意外と多いです。

あなたの呼吸はどうですか？

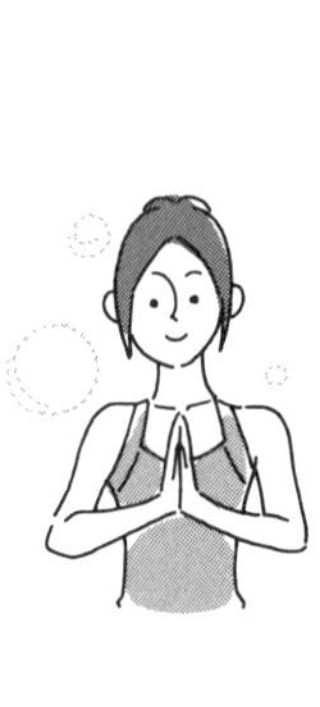

【良い呼吸ができていない可能性がある人】

○顎を突き出した姿勢
○猫背で骨盤が後傾し過ぎている
○胸を張り過ぎていて、骨盤が前傾し過ぎている
○首や肩、腋窩周りの筋肉がかたまっている
○冷え性
○婦人科系の不調がある
○お腹をさわると冷たくてかたい

このような場合、前ページでもご説明しましたが、呼吸筋である横隔膜がかたまり、うまく働いていていない可能性があります。

吸う息で横隔膜などの呼吸筋が動き、肺がふくらみ酸素を取り込みます。この時、横隔膜がかたまっていると、激しい運動時などに働く、呼吸を補助する呼吸補助筋まで普段から頑張り過ぎてしまいます。首や肩近くにもある筋肉なので、肩こりや頭痛などにもつながります。

呼吸は吸い切る時、そして吐ききる時に力みやすくなります。ですから、力を抜く意識を持ちましょう。吐く息の方が力を抜く練習をしやすいので、まずはゆったり吐く練習から始めてみてください。

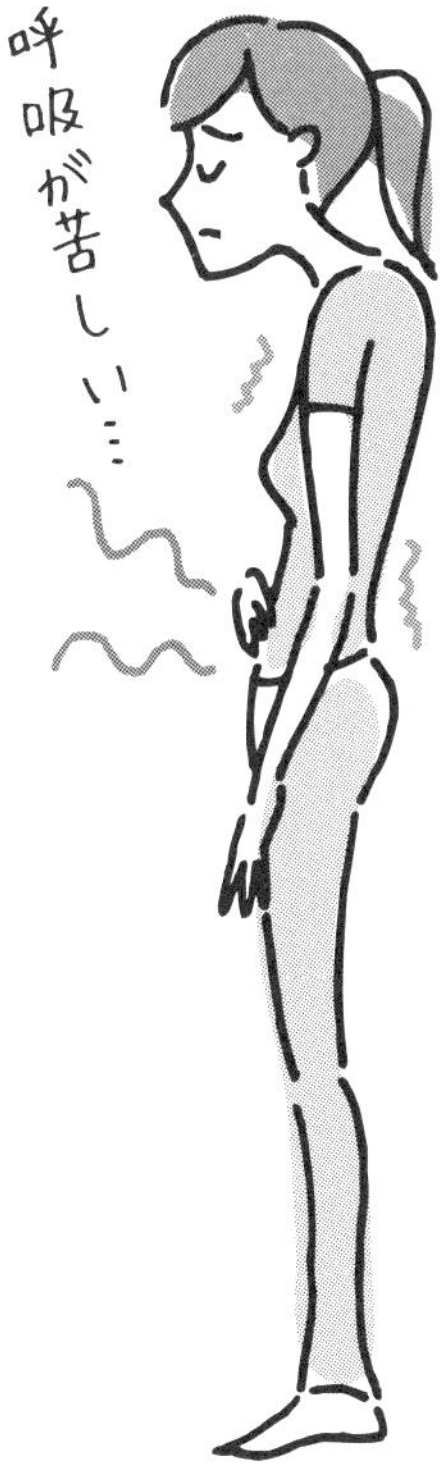

呼吸と骨盤底筋の関係

力みのない呼吸の基本は、前述の通り〝腹式呼吸〟になります。そして、しなやかで美しい身体になるためには、インナーユニットがきちんと働き、体幹が安定する必要があります。インナーユニットは上部を横隔膜が覆い、最下部を骨盤底筋群が支え、背骨の両脇についている複数の多裂筋が仙骨から頚椎までを支えて脊柱を安定させています。そして、腹圧をコントロールしているのが腹横筋です。これらが連動して腹式呼吸が行われています。

吸う息で横隔膜が引き下がり、肺が広がります。この時、骨盤底筋群はハンモックのように上からかかる圧をやわらかく受け止めます。そして、吐く息で横隔膜が上に戻り、ふくらんだ肺も元に戻ります。吸った時にかかる圧が下方向だけに向けば内臓が下垂し、骨盤底筋だけでは受けとめきれなくなります。ですので、吸う時にお腹の横側がきちんとゆるんでふくらめば、下方向への過剰な圧を防ぐことができます。呼吸時に「力まないように」といってきたのは、このためです。

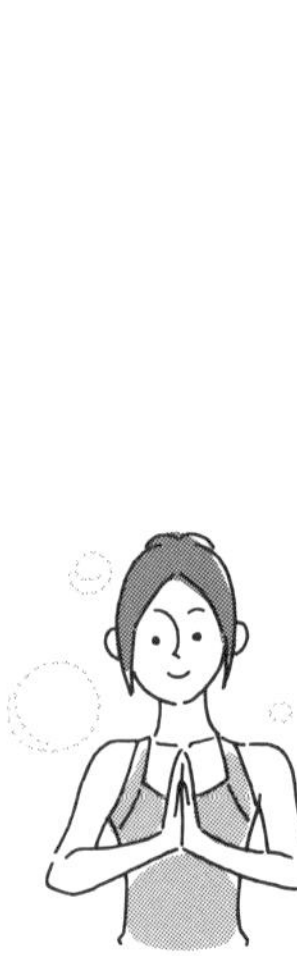

このように、インナーユニットは、呼吸にあわせて連動して働いています。この自然な動

きにあわせて身体が動けば、力みのない自然な呼吸ができますが、どちらかの筋肉がかたまって働きが悪くなると、呼吸が浅くなります。

骨盤の真ん中には〝仙骨〟があり、その周りには副交感神経節が多くあります。呼吸が浅くなると骨盤周りの筋肉がかたまって身体に歪みが生じ、自律神経が圧迫されます。すると、イライラしやすい、理由もなく悲しい気持ちになるなど、心の不調へと発展します。

さらに、女性は妊娠時に腹部を大きく動かさなくてすむように、胸で呼吸をする〝胸式呼吸〟をしやすい身体環境になっています。胸式呼吸が続くと、呼吸補助筋が頑張り過ぎることで首や肩回りの筋肉がかたまり、リンパの流れも悪くなり、むくみや肌トラブル、頭部や脳への血流低下を招きます。このようなトラブルをなくし、血管の状態をよくしていくために、腹式呼吸を基本の呼吸にしていきましょう。

また、女性は男性に比べて骨盤底が広い構造のため、ここにトラブルを抱える確立が高くなります。次のワークを行い、体幹部を安定させ、より良い呼吸を目指しましょう。

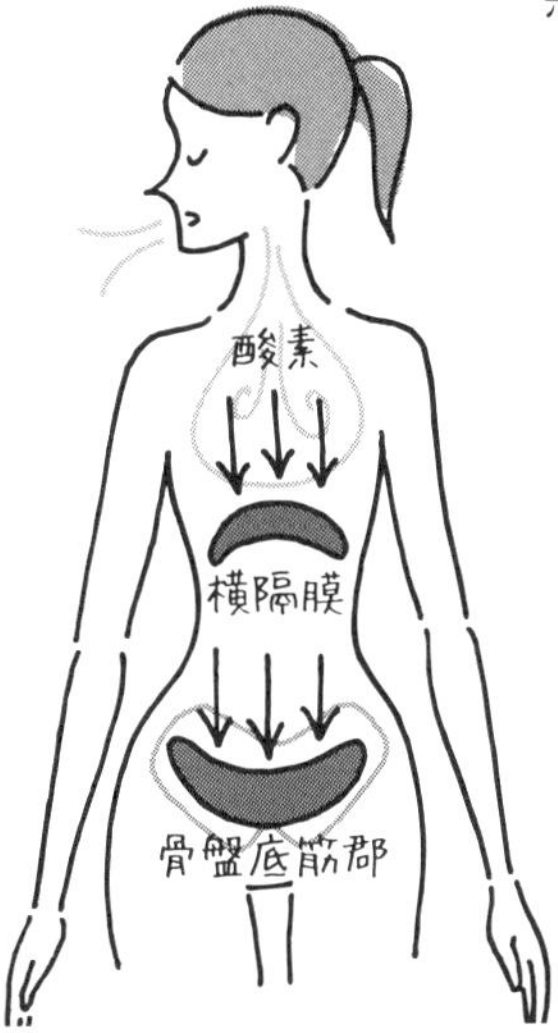

骨盤底筋を引き上げ、体幹部を安定させる

「骨盤底筋引き上げワーク」

力みのない呼吸を行うためには、骨盤底筋を引き上げ、体幹部を安定させる必要があります。骨盤底筋の衰えを防ぎ、しっかりと引き上げることで、尿漏れや子宮脱の予防にもつながります。

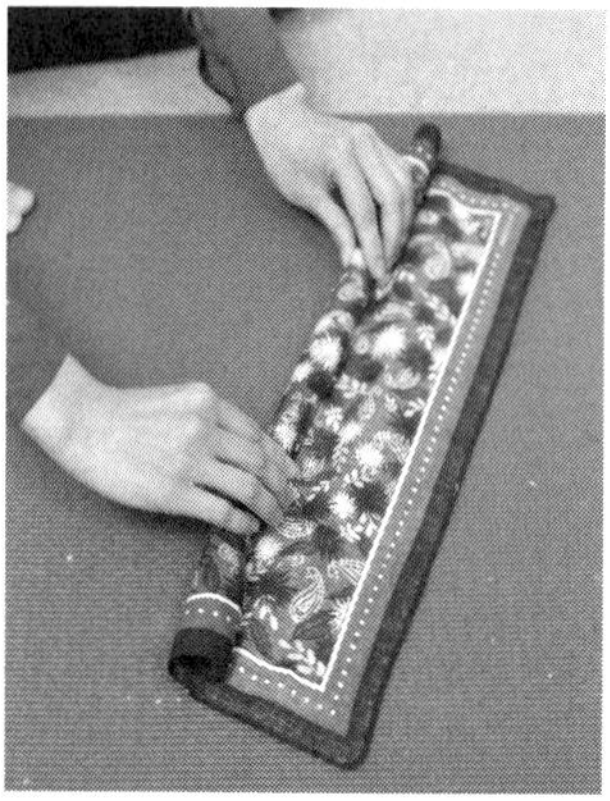

01 ハンカチを筒状に丸め、その上に安楽座で座る。
※床でも椅子でもOK

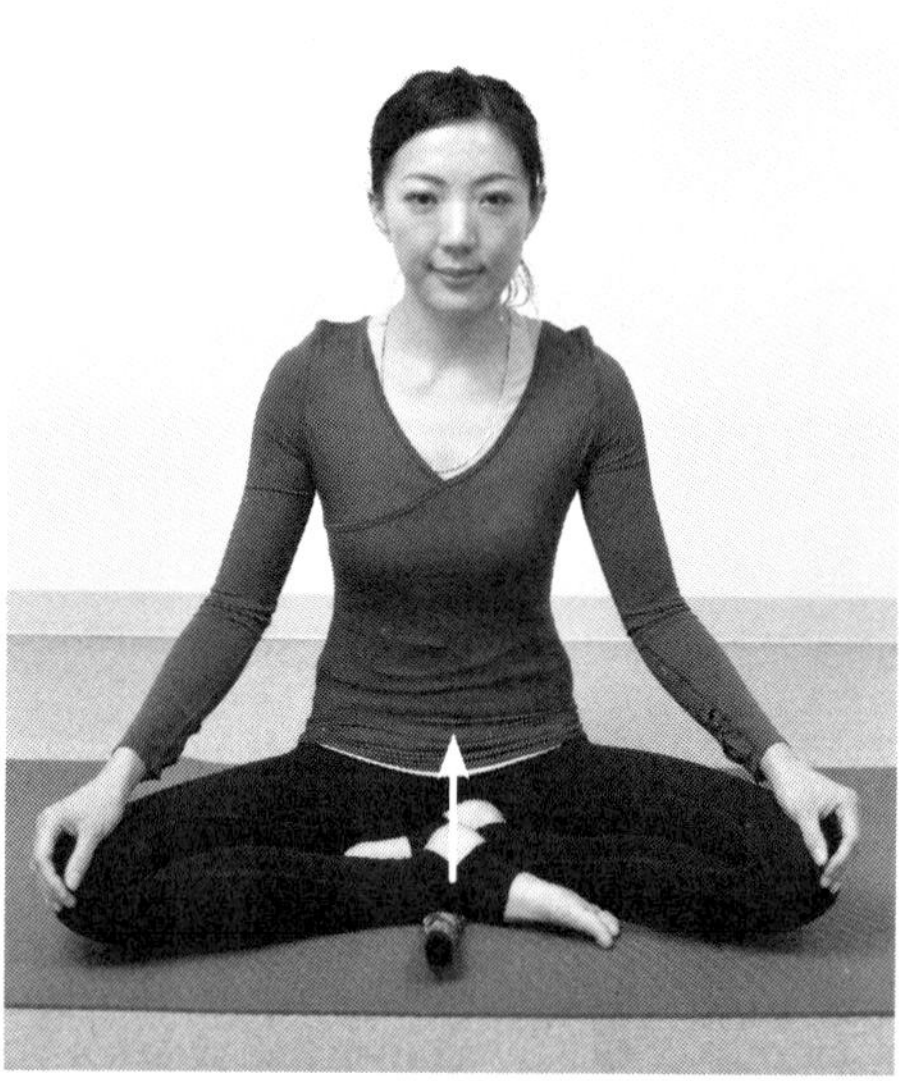

02 腹式呼吸を行う。吐く息で肛門の5ミリ程前の「会陰」部分を意識して、頭頂に向って引き上げる。力を抜いて、ゴム膜をつまみ上げるようなイメージで行う。
ハンカチを使ったり、会陰をさわってから行うと引き上げやすくなる。
★ 10呼吸が目安

心臓専門医に聞く!

ドクター宮山 血管美人Q&A

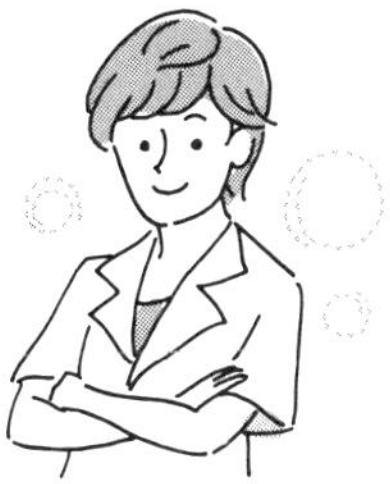

Q1 骨盤底筋と血管＆血流の関係は?

A 骨盤底筋とはその名の通り、骨盤の一番下に存在していて、膀胱、直腸や子宮を支える筋肉群の総称です。

例えば、中年以降の女性に尿漏れの悩みが多いのは、加齢に加えて出産や体重増加などが原因となり、骨盤底筋が衰えて各臓器の出口がゆるみがちになるためです。これ以外にも、骨盤底筋が衰えることによって、腰痛や生理痛を伴うこともあります。時には子宮が体外に脱出する、子宮脱といった症状をもたらすこともあるんです。

女性の健康を考える上で、骨盤内臓器と血流の関係がよく話題にあがります。実際、医学的にも月経痛と子宮の血流停滞には関連があるといわれています。また、骨盤底筋が衰えることで、上記の通り、骨盤内臓器が重力に従って軒並み下垂すると、静脈は非常にもろいために、血管が引っ張られることで血流がうっ滞し、骨盤内臓器がむくむことが想定されます。こうなれば、子宮や膀胱の機能は低下し、種々の障害を引き起こすことにつながるでしょう。

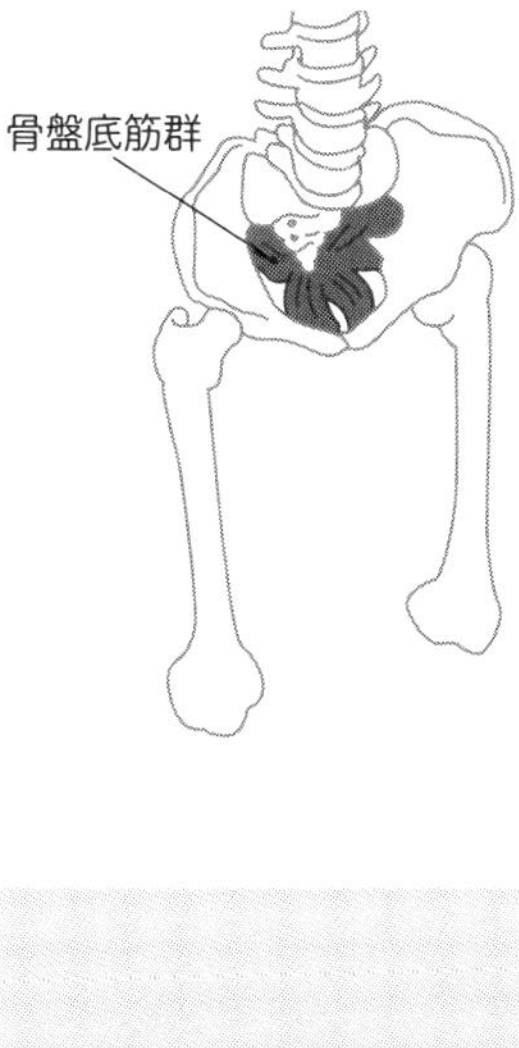

鼻呼吸のすすめ

腹式呼吸を促進させるためには、基本的に〝鼻呼吸〟がおすすめです。

鼻呼吸は口呼吸よりも横隔膜が働きやすくなるので、血液循環が良くなります。さらに、鼻腔を通る時に外気の温度を調節してくれるので、体温と違う気温の外気が急に身体に入ることを防ぎ、小さなほこりなどを鼻毛がからめとるなど、身体に備わった免疫機能が働いてくれます。さらに、口を閉じて鼻呼吸をすると、顔の筋肉が適度に使われるので顔のたるみ防止にもつながります。また、水蒸気も取り込みやすく、吐く時も鼻腔内で水分が吸収されるため、身体の水分不足を防いで肌の潤いを守るなど良いことづくめです。

一方、口呼吸はダイレクトに菌などが体内に入るので風邪を引きやすく、口臭の原因になります。また、乾燥しやすくなるため、顔のたるみやシワの原因にもなります。ぜひ、口呼吸ではなく、良いことづくめの鼻呼吸を意識してみてください。

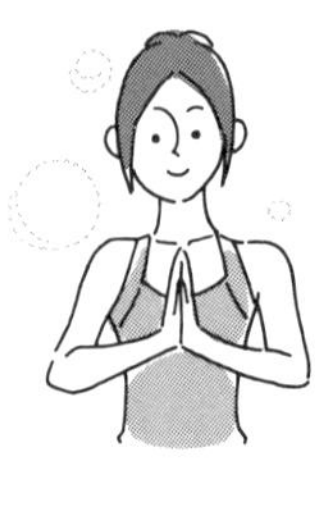

では、呼吸をしている時、自分の舌がどこにあるか考えたことはありますか？

鼻呼吸や腹式呼吸など、呼吸法を練習する際は、舌を上顎につけ、口を軽く結ぶことを意識してみましょう。

この舌の状態を〝舌路〟といいます。

舌や顎に力がはいり、顔を緊張させて呼吸を行っている人は意外に多く、この舌路を意識すると、身体に力みのない舌の状態を記憶させる効果があります。また、口呼吸が行いにくい形になので、自然と鼻呼吸がしやすくなります。

本書で紹介している呼吸法を行う時は、この舌路をつくってから実践してみましょう。

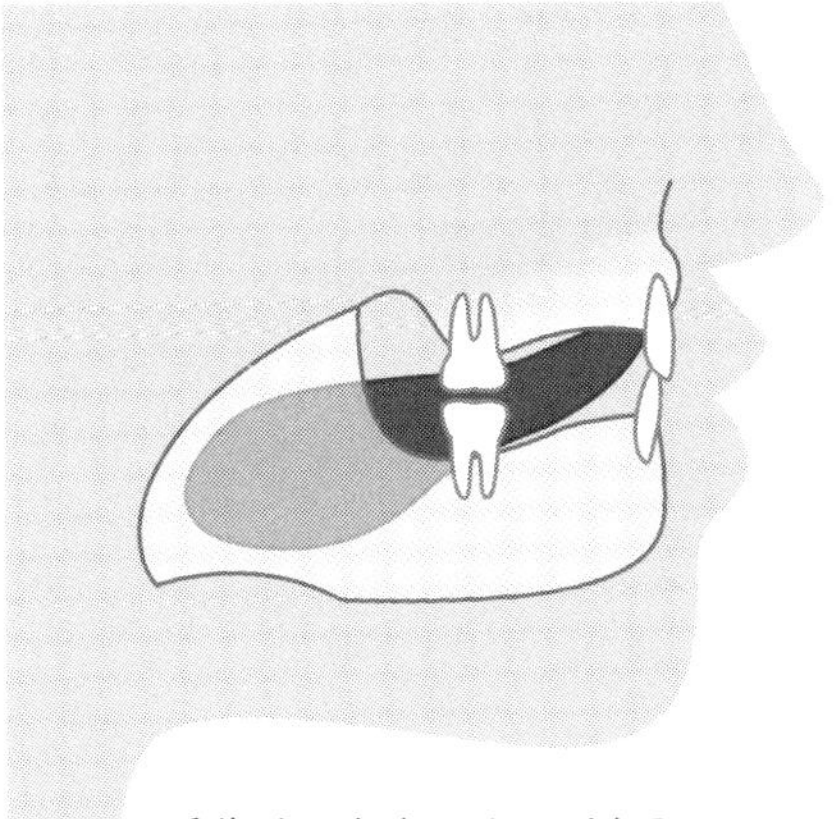

舌先を、上あごにつける

呼吸を深めれば、キレイダイエットは成功

年齢を重ねていくことで難しくなってくるのが〝ダイエット〟。

加齢に伴い、筋量や基礎代謝は低下していくので太りやすくなります。無理な食事制限や過酷な運動でのダイエットをしてしまうと、スリムやスレンダーというよりかは上半身から不自然に痩せてしまい、逆に老けて見えてしまうことがあります。

1日の摂取カロリーの70％は基礎代謝と呼ばれる、身体の〝アイドリング〟に使用されていますが、その一部は呼吸で消費され、1日150カロリーを使用しています。呼吸を改善すれば、この消費カロリーがさらに約6割増加することが分かっています。

具体的には、腹式呼吸に変えるだけでも効果があります。ただし、呼吸のみでは一般的な運動ほどの減量効果はないので、呼吸を変えたから食べ過ぎてもOKというわけではありません。しかし、食べ過ぎはストレスからくることも多いので、深い呼吸でリラックスすることはダイエットに効果的といえます。

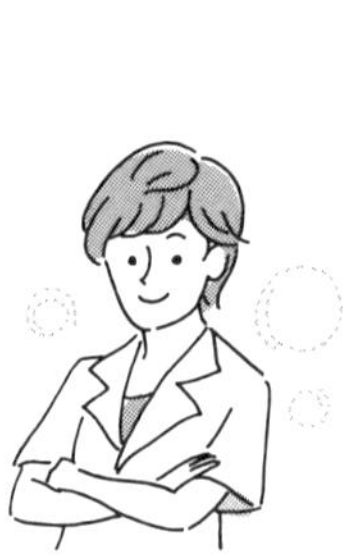

血管美人ヨガは、心臓と呼吸のアンチエイジング法

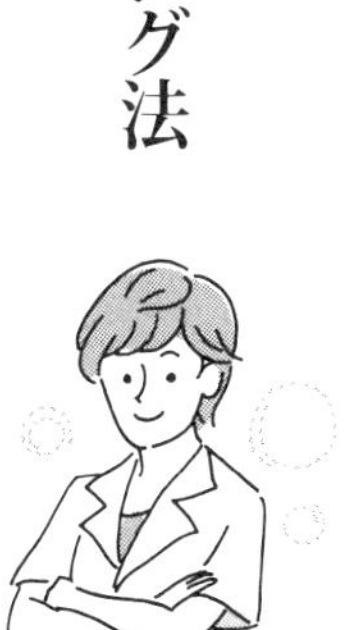

自律神経は、意識的に整えることは難しいですが、唯一、〝呼吸〟で整えることができます。ヨガの熟練者になると、呼吸調節で意識的に心拍数を変化させることも可能になるそうです。心臓は呼吸の影響を受け、息を吸う時に交感神経が高まり、脈拍数が早くなります。一方、息を吐く時は副交感神経に切り替わり、脈拍数が遅くなります。呼吸をするごとに、このような〝心拍数の揺らぎ〟が生まれています。この〝心拍数の揺らぎ〟は10～20代ほど強い傾向があり、若さの指標ともいえます。年齢を重ねたり、糖尿病のような神経に影響を与える病気にかかると、副交感神経が最初に害を受けて働きが鈍くなり、心拍数の揺らぎが少なくなります。当然、この揺らぎが少なくなると、見た目年齢や寿命にも関わってきます。

本書で紹介している血管美人ヨガは、呼吸や姿勢で、この〝心拍数の揺らぎ〟にもアプローチできる、心臓と呼吸のアンチエイジング法といえます。

血管美人を目指すには、毎日の〝食事〟がとても重要な役割を持ちます。次の章以降では、しなやかな血管をつくり、血管美人になるための「食や栄養」についてお話していきます。

仁平's Column

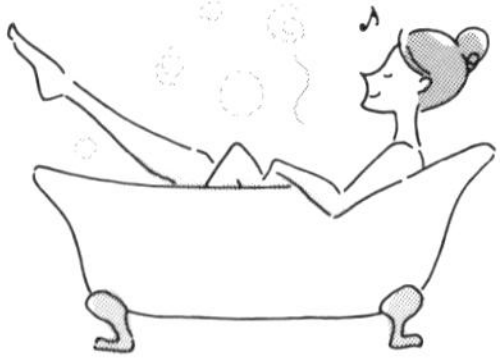

「バスタイムで 肌の潤いを保つ＋αの秘訣」

本書のワークで血管が若返ったら、身体の洗い方でさらにツルツルのお肌になる方法があります！　私、仁平が実践してる“洗い過ぎないこと”で肌を守る、ツルツルかかとを手に入れる方法や、シャンプーの使い方を紹介します。

実は、泡立ちの良いシャンプーを使うと、その洗浄力に頼り過ぎて、頭皮をしっかりと洗えていないということがあります。さらに、シャンプーを洗い流す際に頭皮だけでなく、顔や身体の皮脂も一緒に洗い流されてしまいます。

頭皮も含めたお肌のことを考えたら、シャンプーは時々使い、お湯のみで洗うことをおすすめします。お湯だけで洗うと、汚れをとるために頭皮にきちんと触るようになるので、結果として頭部全体のセルフマッサージにもなります。お風呂上がりには、このマッサージで頭はスッキリ、瞳もパッチリしているはずです。

私も毎日洗髪はしていますが、シャンプーを使うのは整髪料をつけた日や、汗をたくさんかいたと感じる日くらいで、週に２回多くて３回程度です。その代わり、たまに使うヘアケア用品はオーガニック製品など、より良いものを選ぶようになりました。この方法で髪がキレイだと褒められる機会が増え、身体から奪われ過ぎていた皮脂量が減ったのか、カサカサするのが悩みだったかかとにも潤いが戻りツルツルになりました。

最初は、お湯だけで洗う日を時々つくるだけで構いません。慣れてきたらお湯で洗う日とシャンプーを使う日を１日おきにしてみてください。そのうち違和感を感じなくなるはずです。

PART

3

血管老化の原因は食事？
“血管美人”をつくる
食事法

医師がすすめる、血管美人のための食事法

ここからは、血管と食事の関係について説明していきます。
血管をやわらかく、若く保つには、毎日の食事がとても関係しています。

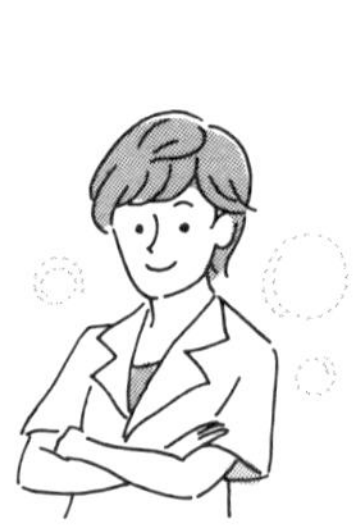

血管の老化を促進する要素として、
①糖化
②酸化
③ナトリウム（食塩）負荷
④悪玉コレステロール
⑤中性脂肪
⑥飽和脂肪酸といった脂質バランス
⑦喫煙の影響
があります。
では、ひとつずつみていきましょう。

血液がドロドロになる〈糖化〉

まず、糖化は最近話題になっている身体の「コゲ」のことです。ただし、厳密には糖化は「コゲ」ではありません。

タンパク質がブドウ糖（炭水化物）と接すると化学反応を起こして、AGE＝Advanced Glycation End products（終末糖化産物）と呼ばれる変性物質が生成されます。AGEはタンパク質本来の機能を失わせる、独特な香りをもった茶褐色物質です。身近な例として、肉やパンを焼くと香ばしい匂いと共に茶褐色になりますよね。醤油やチョコレートなどの独特な芳香と茶色い見た目も、その正体は実はすべてタンパク質の〝糖化現象〟です。

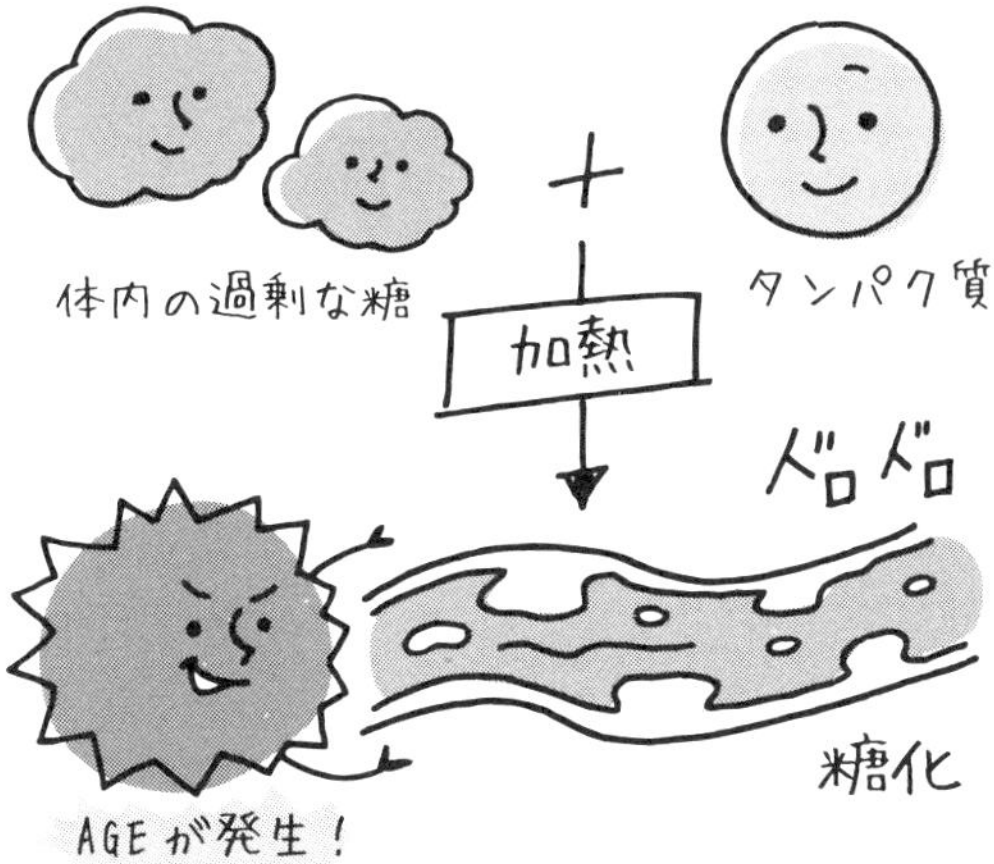

人間はもちろん、すべての動物の身体はタンパク質で構成されています。なので、ご飯やパンなどの炭水化物を摂取することで、全身の臓器は常に糖化を起こす危険性があります。残念ながらこれは、加齢と共に少しずつ進行していきます。

見た目に分かりやすい加齢に伴う糖化として、肌のくすみがあげられます。歳を取るとどうしても若い頃の時のような肌の透明感はなくなり、くすんだ色合いになり、肌はかたく小ジワが目立つようになりますが、その原因の一部がこの糖化なのです。

血管ももちろん、タンパク質でできています。

炭水化物であるブドウ糖を摂取することで糖化変性した血管は血流が滞りやすく、同時にもろくなるため、詰まったり、破けて出血したりとトラブルを起こします。これが心臓で起これば心筋梗塞、脳で起これば脳卒中というわけです。

糖化を避ける一番の方法は、必要以上に炭水化物を摂取しない、ＡＧＥ物質である食べ物のコゲなどを口にしない、ということです。また、短時間でたくさん食べるドカ食いのような食事摂取を行うと、急な炭水化物の吸収で血糖値が急上昇し、糖化を促進してしまいます。

これを防ぐためには、先に食物繊維の多い野菜や海藻などの食材を摂取すると、同じ量の炭水化物を食べても血糖値の上昇を緩やかにしてくれます。いわゆる、〝ベジタブルファースト〟がおすすめです。

ストレスや体調不良で進行する身体のサビ〈酸化〉

〝酸化〟も一昔前から話題となっています。糖化を身体の「コゲ」とするなら、酸化は「サビ」といえるでしょう。

酸化をもたらすのは、〝活性酸素〟が原因です。細胞内のミトコンドリアでは、体内に取り込んだ酸素を使って炭水化物や脂肪を燃焼させ、生命活動に必要なエネルギーに変化させます。活性酸素は、この段階で発生するゴミのようなもの。生物がこのようなエネルギー調達法をしている以上、その発生をゼロにすることは不可能です。

また、身体の中に細菌やウイルスのような外

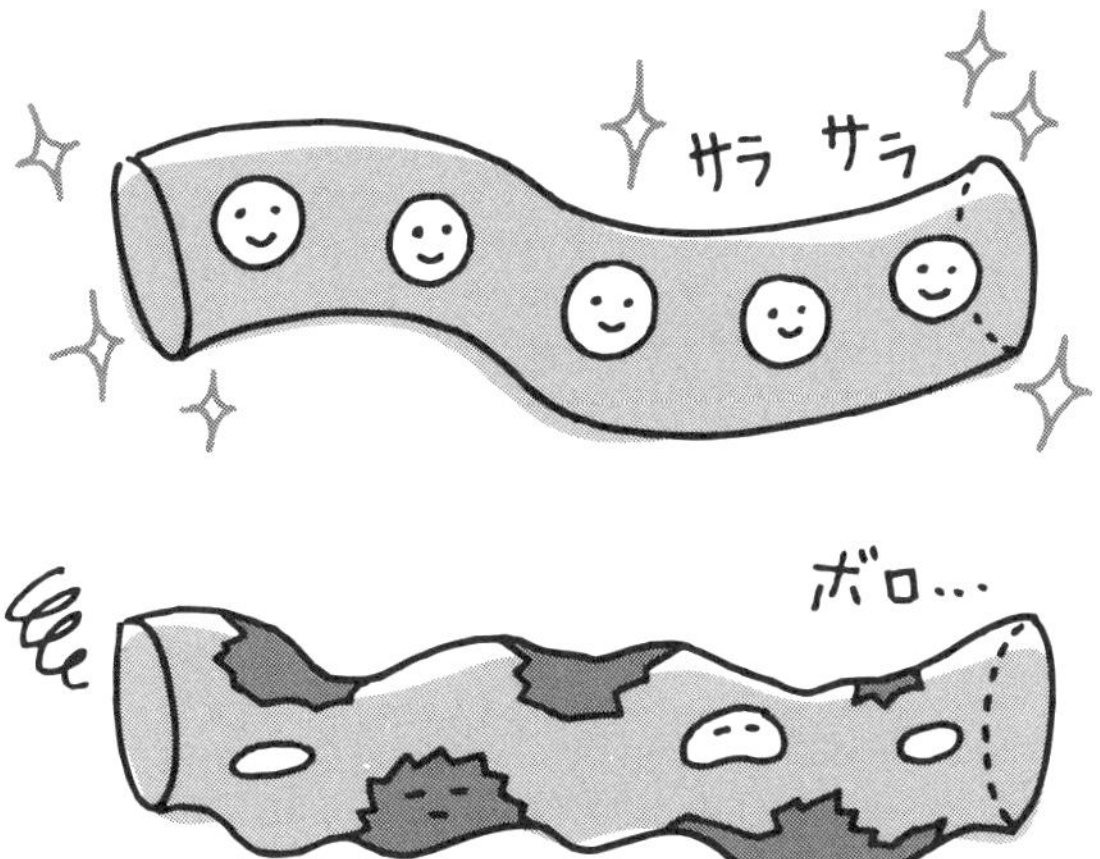

敵が侵入した時、外的を破壊し、感染症から身を守る攻撃物質としても活性酸素は必要になります。

しかし、許容範囲を超えた活性酸素の発生は、自分自身の身体、とくに遺伝子を損傷することにつながります。血管老化を進め、加齢現象の加速、生活習慣病や心筋梗塞の原因、さらにはがんの原因にも成り得ます。

では、どのような場面で活性酸素が過剰に産生されてしまうのでしょうか。

代表的なものとして、

○ストレス
○不眠
○感染症
○過度な運動
○喫煙
○紫外線

などがあげられます。

たくさんのストレスを抱えないようにして、睡眠は6時間以上は確保すること。また、風邪を引くとそのウイルスを倒そうとして活性酸素がたくさん生成されてしまいます。ですから、風邪などの感染症の予防することもとても大切になります。

実は、やむを得ず産生されてしまった活性酸素は、後から食べ物で消去することも可能です。いわゆる〝抗酸化物質〟の摂取です。これは、章の後半で具体的に紹介していきます。

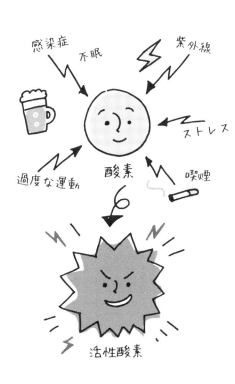

血管をかたくする〈ナトリウム（食塩）負荷〉

ナトリウム、すなわち〝食塩〟は血管老化の大敵だと私は考えています。

ナトリウムが血管をかたくすることは議論のあるところですが、少なくとも食塩の摂取量と血管がかたくなる動脈硬化、高血圧や心臓の血液量が下がり虚血状態となる心筋梗塞との関連は、大規模な疫学調査で明らかにされています。

逆に、カリウムはこれと反対の作用をします。カリウムとはミネラルの一つで、細胞内の浸透圧の調整や、過剰摂取したナトリウムを体外に排出してくれる働きがあります。

わたしが自分で料理をする際は、できるだけ塩味には頼らず、それ以外の酸味・辛味・苦味や、食材自体が持つ旨味を利用して調理するようにしています。昆布や鰹節を使用した日本ならではの味付けは、私が最も好きな味付けです。

〈悪玉コレステロール、中性脂肪、飽和脂肪酸などの脂質バランス〉

悪玉コレステロール、中性脂肪、飽和脂肪酸などの脂質バランスを意識するためには、かなりの知識や工夫が必要になります。

LDLコレステロールともいわれる悪玉コレステロールは、肝臓から全身にコレステロールを送り込む役割があり、過剰になると血管に付着して動脈硬化を促進させます。人間の身体を動かすエネルギー源となる中性脂肪も、血中の値が高過ぎると脂質異常となってしまい、全身の血管の動脈硬化を進めます。

生クリームや肉などに多く含まれる飽和脂肪酸、マーガリンなどに含まれるトランス脂肪酸は、血管の壁に蓄積することで血管の炎症を起こし、糖化や酸化と同様に、血流を悪くしたり、血管を破れやすくする原因となります。

逆に、体内に蓄積されたコレステロールを回収して、肝臓に送る働きをする善玉コレステロールや、EPA（エイコサペンタエン酸）、DHA（ドコサヘキサエン酸）といった不飽和脂肪酸は、血管の炎症を抑えて、血液をかためる物質に対して抑制的に働いてくれます。

身体に悪い油脂の多くは、肉類、マーガリンやショートニングなどの人工脂質に多く含まれ、身体に良い油脂は亜麻、紫蘇、エゴマのような植物油や魚類に多く含まれています。

〈喫煙〉

タバコの葉を燃焼させて生じるタバコ煙にはニコチンに加え、一酸化炭素をはじめとする7000種類以上の物質が含まれています。有害物質として認定されているものは数百種類で、うち約70種類が発がん物質とされています。その中には猛毒のシアン化水素やダイオキシンなども含まれますが、中でも健康に対する有害性が大きいのがタール、ニコチンや一酸化炭素です。

このニコチンは、交感神経を刺激して末梢血管の収縮と血圧上昇、心拍数の増加をきたします。また、強力な血管収縮および気管支収縮作用があり、これらは当然、血管老化を促進させます。それだけではなく、タバコ主流煙には一酸化炭素が4％程度含まれており、血液中の酸素運搬体であるヘモグロビンと強固に結合して、慢性の酸素欠乏状態を引き起こします。また、タバコ煙は血液中のコレステロールの変性を促進し、動脈硬化を促進します。

喫煙には活性酸素による害も懸念されます。タバコの煙には過酸化水素という活性酸素の一種が含まれており、これはそのまま血管老化を促進させます。喫煙は血管老化や皮膚老化を促進し、美容を著しく損なうだけでなく、心筋梗塞や脳卒中といった命に関わる病気をもたらします。吸う方は、このことを意識してみてください。

ドクター's Column

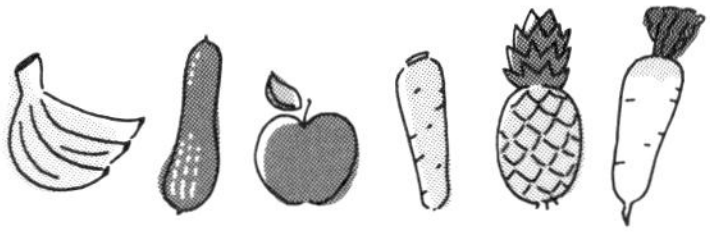

ドクター宮山流「エイジレスな食生活」

わたしが実際に食生活で気をつけていることを、具体的にご紹介していきます。

まず、炭水化物の摂取量を１日の総カロリー量の50％未満にするようにしています。具体的には、白米は茶碗半分以下、麺類はうどんやラーメンはできるだけ避け、蕎麦を選びます。ラーメンは年に２～３回程度しか食べず、白米も週に２～３回程度。ご飯を食べたい時は可能な限り雑穀米にし、どうしても白米を食べなければならない時は、吸収を抑えるためにあえてかために炊いています。

また、調理法にも気を使っています。前述の通り、食材を加熱した時に茶色く変色する現象は糖化です。これを直接摂取すれば身体にAGEが蓄積するので、同じ食材を調理するにしても、また外食する際も、できるだけ火が通っていない料理を選んでいます。魚は焼き魚ではなく刺身、鶏料理なら水炊き、牛ステーキをいただくならレアを。仕事が忙しい時、疲れた時、悩みが多い時は、抗酸化物質を多く含むフルーツや野菜を積極的にとるようにし、どうしても通常の食事で足りない場合はサプリメントで補充しています。

また、運動は１日８千～１万歩の散歩を基本として、過度な運動は控えています。プロアスリートが平均寿命が短いといわれるのも、活性酸素が原因の一部だと考えています。ただし大切なことは、根を詰め過ぎず、気楽に、笑顔でアンチエイジングに取り組むことだと考えています。

ヨガ講師が実践する、血管美人のための食事

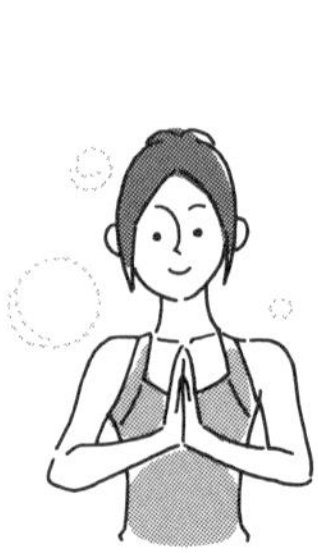

続いて私、栄養士でもある仁平が実践している、血管美人のための食生活の工夫をご紹介します。

血管の若さを保つために気をつけたい柱のひとつが〝食〟です。

言い換えれば、血管が老いる原因の大きなひとつが〝食〟です。

ヨガ発祥の地、インドの伝統医学であるアーユルヴェーダでは、〝サットヴァ〟と呼ばれる、新鮮で純粋なエネルギーを多く含む食生活を推奨しています。

サットヴァな食事とは、大地の恵みに育まれた新鮮な食材を使った、できたての料理のことです。ゴマ油やナッツなど良質で適度な油分がとれ、つくり手の真心がこもった料理を感謝していただくという、大切な考え方でもあります。

逆に、サットヴァではない食べ物には、「ラジャス（激質）」と「タマス（惰質）」というものがあります。肉や刺激が強過ぎるもの、アルコールや加工品などがこれにあたります。私自身、控えめにはしているものの、サットヴァでない食材もいただきますし、完全なアーユル

ヴェーダ食とはいえません。しかし、植物の新鮮なエネルギーをたっぷりとり入れること、一方で加工品などはとり過ぎると身体に負担がかかるという考え方にはとても共感できるので、できる範囲で実践しています。

鉄がサビた状態を酸化鉄と言いますが、皮を剥いたリンゴが空気にふれると、茶色くなってしまうのを想像してみてください。酸化はあのイメージです。今、植物に含まれる抗酸化成分（ポリフェノール、フィトケミカル）が、この酸化を予防するとして、注目を集めています。長寿県の代表である沖縄県人は、見た目も若々しいことで有名です。伝統食の内容をみていくと、全国平均に対して豚肉の摂取量が1.5倍と肉食の割合は高いですが、抗酸化成分である海草類、豆腐、緑黄色野菜の摂取量がいずれも2倍高く、植物食が非常に多くなっています。

さらに、農法によっても野菜の栄養価の違いが出るそうです。土の状態が良く、無農薬、無肥料、無耕起の自然農法で育てられた野菜は、栄養価が高いといわれています。また、「旬」の時期の野菜には、抗酸化物質が豊富に含まれているので、季節外れの食材を選ぶよりは、旬の食材を積極的に摂取することをおすすめします。

次に、宮山先生もご説明されている糖化ですが、炭水化物を含む糖分の食べ過ぎは、血管老化の大きな原因になります。最近では認知症や骨折、生活習慣病の原因になることが分かっているそうです。糖化しやすい食品のとり過ぎに気を付けること、適度な運動などでエネルギーに変えていくことが大切です。

私が食事でとくに気をつけている3つの内のひとつが、糖分（炭水化物）や加工食品のとり過ぎです。

短時間での食事摂取「一気食い」、朝食を抜いて夜に一日のカロリーのほとんどを摂取するような「まとめ食い」、食物繊維を始めとしたほかの栄養素が少ない「アンバランスな食事」は、同じ量の糖分を摂取するとしても、身体への吸収効率が大きく異なるので、身体への糖分負荷を強める原因となるのでしないようにしています。

2つ目は、新鮮なエネルギーをとり込むために〝緑黄色野菜をたっぷり食べること〟です。色が濃く香りの強い野菜や果物は、身体のサビを防ぐ抗酸化物質を多く含んでいます。基本はサラダにして食べますが、冬は鍋やスープなど汁物に入れて多くとっています。

抗酸化目的もありますが、食事の一番最初に野菜を良く噛んで食べることで血糖値が急激に上がるのを防いだり、食べ過ぎ防止につながる嬉しい効果もあります。20代から実践していることですが、おやつにパプリカを食べることもあります。

3つ目は〝良質な脂質とタンパク質をとること〟です。

イワシ、マグロ、サバ、サンマなどの青魚、くるみ（できれば生のもの）、エキストラバージンオリーブオイル、ごま油、ココナッツオイルなどは積極的にとっていて、くるみなどはジップロックなどに入れておやつとして携帯することもあります。

次のページから、お肉や油の選び方、抗酸化作用の高い野菜、糖分との付き合い方についてより詳しく紹介していきます。

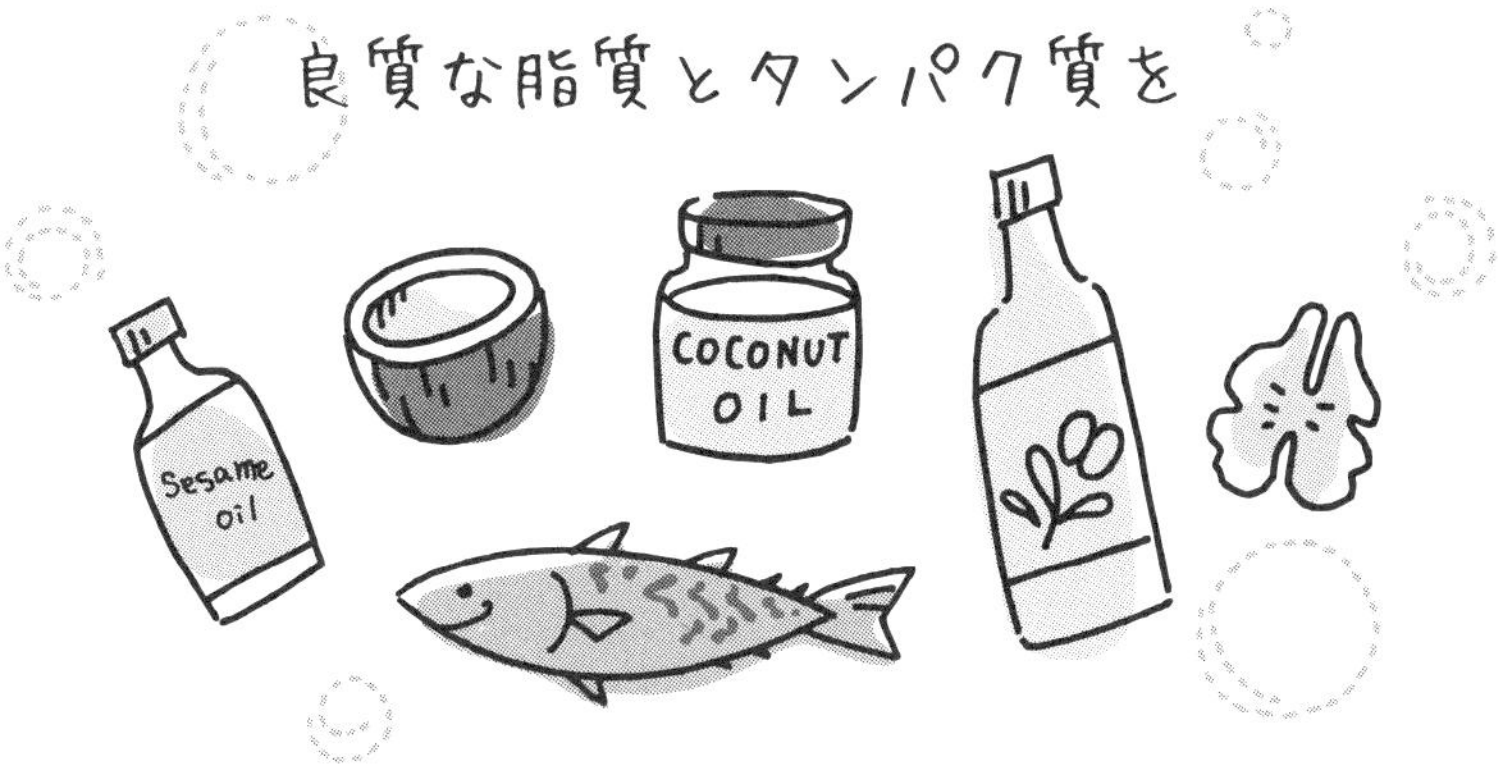
良質な脂質とタンパク質を
Sesame oil
COCONUT OIL

お肉や油は食べちゃいけないの？

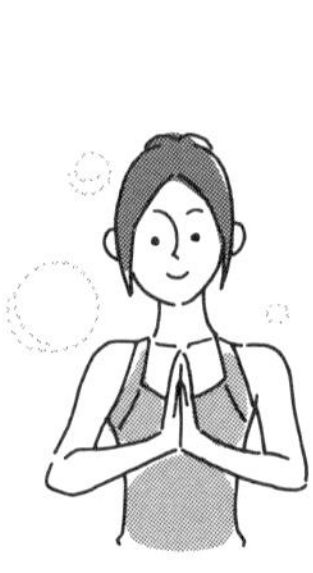

続いて、肉や油分についてお話しします。

どちらも食べ過ぎは血管に対してもちろん悪影響ですが、適度にとり入れる分には、良質なたんぱく質や栄養素を摂取できますし、満腹感を得られるという利点があります。ただし、良質な肉、良質な油を選ぶ知識は持ちたいところです。

肉については食べ過ぎに気をつけ、赤身で良質のものを選ぶと良いです。中でも野山を駆け回っていた野生の肉は脂肪がつき過ぎず、肉質も良く、栄養価も高いためおすすめです。以前はジビエ料理はなかなか食べれませんでしたが、農作物の被害などで捕獲された鹿や猪を野山に捨てず、食用としていただく仕組みも広がっています。

また、食べ方にも工夫が必要です。

前ページにも書きましたが、長寿大国沖縄では豚肉が好まれています。ゆでこぼしなどの下処理により余分な脂肪が取り除かれているので、脂の多い豚肉でも、調理法によって長寿を可能とする良質なタンパク質やコラーゲンを摂取することができます。

好みもあるので難しいところですが、肉は過熱し過ぎると前述の糖化物質が生成されるため、できれば素材そのままに近い状態で摂取する方が、アンチエイジング的といえます。

例えば、同じ鶏を食べるにも、唐揚げよりは焼き鳥、焼き鳥よりは水炊きの方が理想的ですし、牛肉でも同じステーキを頂く場合にも、ウェルダンよりはレアといった具合です。

次に油ですが、宮山先生もご説明されている通り、マーガリン、ショートニングなどの加工

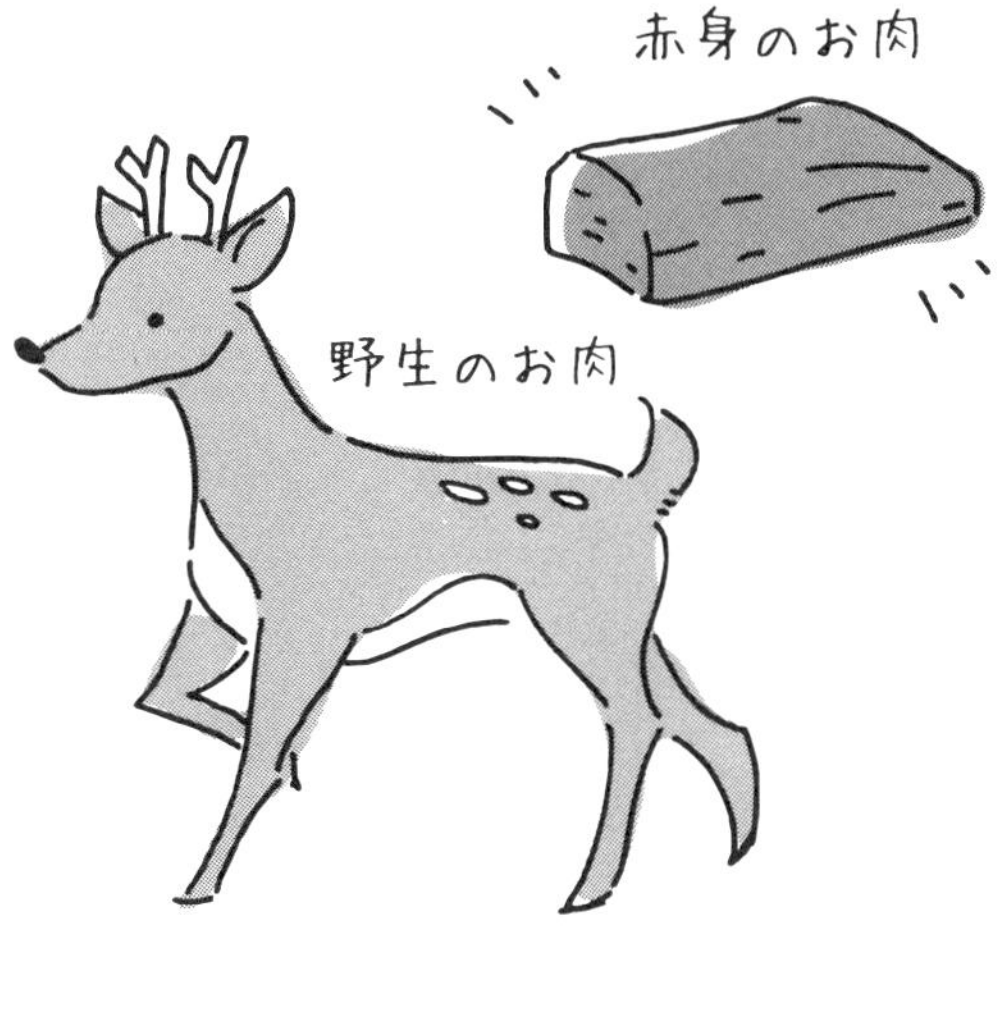

油はトランス脂肪酸と呼ばれる血管老化を促進する成分を多く含むため、避けたほうが良い油です。そして、逆に適度に摂取した方が良い油もあります。

油分は分解されて脂肪酸となり、細胞膜の原料になるので、細胞をより良い状態にするために良質な油分は必須になります。さらに、油分はホルモンの材料にもなります。また、腹持ちも良くなるため、余分な糖分を摂取することを防いでくれる効果も期待できます。

エイジングケアや美しく年齢を重ねたい女性にとって、良質な油分が大切なことは知っておいてもらいたい情報です。

良質な油分といわれているのは、中性脂肪や

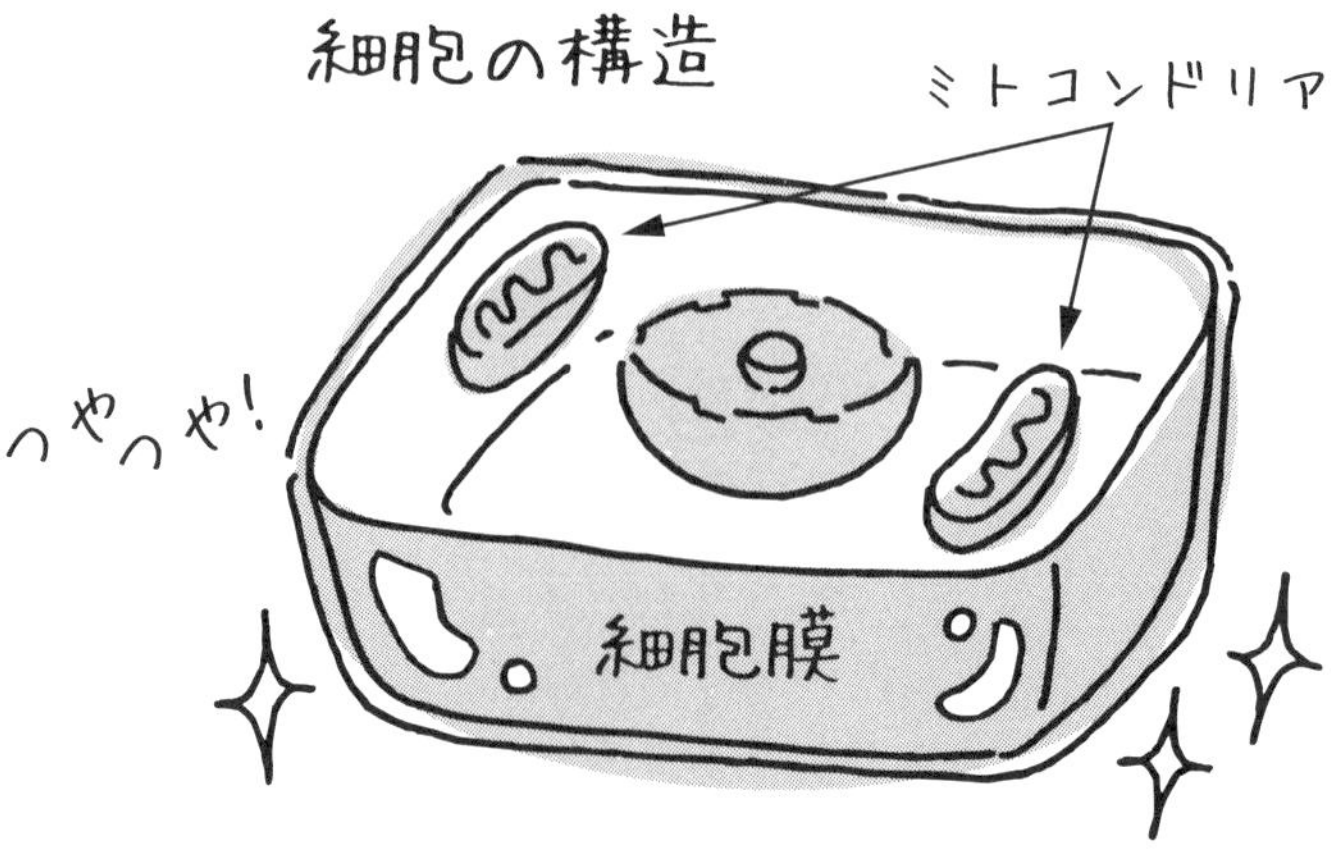

コレステロールを下げる働きがあるといわれている〝不飽和脂肪酸〟といわれています。
代表的な不飽和脂肪酸は、
○オメガ9…オリーブオイル、なたね油など
○オメガ6…紅花油、コーン油など
○オメガ3…えごま油、亜麻仁油、青魚の魚油など
などです。

オメガ9はオリーブオイル、なたね油など。オメガ6は紅花油、コーン油など。オメガ3はえごま油、亜麻仁油、青魚の魚油などに含まれています。中でもオメガ6とオメガ3は、体内でつくり出すことができない必須脂肪酸なので、食事からとる必要があります。

しかし、いくら良質な油でも、酸化してしまえば避けたい油に変わってしまいます。揚げ物の衣を食べるのを避けた方がよいのは、衣の糖質はもちろんですが、高温で酸化してしまっているからです。これらの油も加熱に弱いので、調理には向かず、サラダにかけるなどの生食がおすすめです。オメガ3に関しては、常温でも酸化しやすいので、青魚やくるみなど、固体から摂取することもおすすめしています。

仁平流 塩分との付き合い方

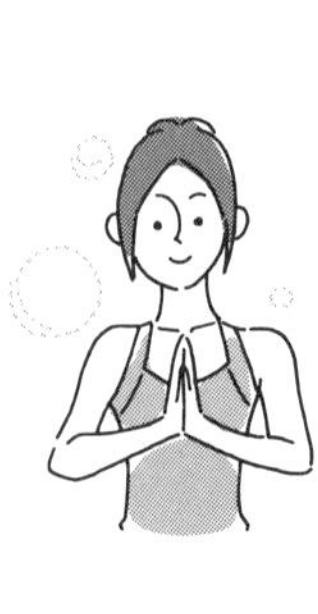

塩分のとり過ぎは、血管に良くないというイメージがありますよね。確かに、塩のとり過ぎは血管にダメージを与えるようです。

私も自分で調理する際は一般的な食塩は使っていません。ですが宮山先生と違って、塩の味付けも好きなので、身体に良いといわれる選び抜いた塩を使っています。

私がどんな塩を使っているのか紹介します。

実際に食べている塩は、海水と同じミネラルバランスの塩です。この塩が私の身体にとても合っているようで、切り替えてからすこぶる調子が良くなりました。

海水と同じミネラルバランスの塩によって、血圧が正常値になった事例がいくつも出ていることを知り試してみたのですが、試してみると、味がとても美味しく、若い頃から悩んでいた低血圧が安定していくのを感じました。

現在、多くの塩が売られていますが、表示に天日塩や天然塩と表記されていても、実際にはにがりを少し抜かないとサラサラの状態の塩はつくれないようです。これだと、海水とミネラルバランスが同じとはいえません。なので、完全に海水と同じミネラルバランスの塩はごく一部なようです。

選ぶ際に、にがりを一切抜いていないかなど製法を調べたり、実際に聞いてみて選ぶというのも塩選びのポイントのひとつです。

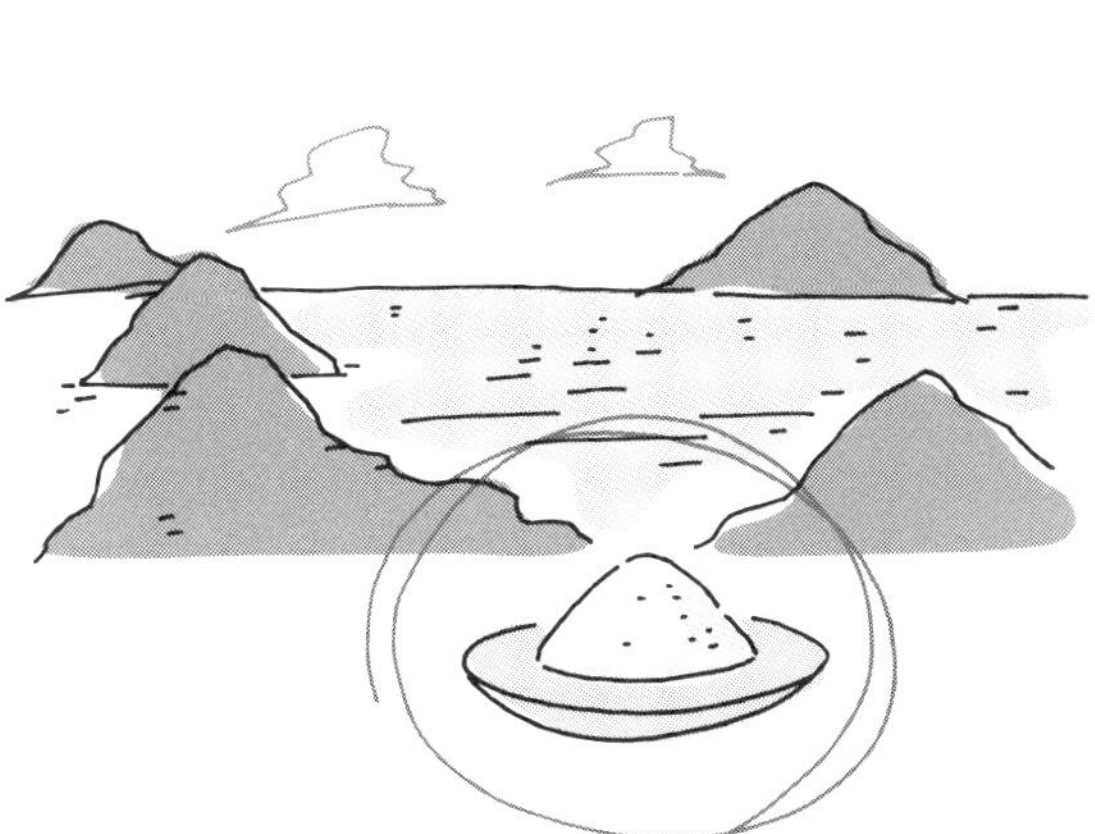

"糖"と上手く付き合って、血管美人を目指す

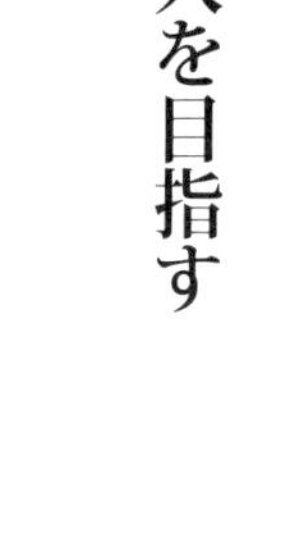

白砂糖などの糖分は、塩分よりもさらに老化を早める危険性があります。

糖分の過剰摂取は血液を濁らせ、結果的に血流を阻害してしまうため、身体を冷やすことにつながります。とくに砂糖や果糖などは中毒性があるので、意識的にやめないとやめられなくなる危険性もあります。

見落とされがちですが、ノンオイルや低カロリーといわれる加工食品は油のうま味がない分、糖分を多く加えて美味しさを出しているものが多いので要注意です。スーパーマーケットに置いてある食材の内、８割は糖分を添加している加工品だと考えてよいでしょう。

また、ご飯をはじめとした炭水化物も糖分です。

私は、身体にとって必要な栄養素なので、完全な炭水化物オフも血管や血液には良くないと考えています。過剰摂取しないよう、炭水化物が多い食材を把握しておくことが大切です。

ケーキやクッキー、チョコレートなどのスイーツ、ジュース、菓子パンや食パンなどのテー

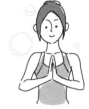

ブルブレッド。また、穀物（米、粉物、麺類）はもちろんのこと、各種ドレッシングや調味料にも糖分は入っており、低カロリーな食材として代表的な春雨も、実は糖質が多い食材です。さらに、インド料理やタイ料理など、辛味の多いアジア料理には、スパイスとうま味のバランスをとるために糖分を多く添加していることがあります。

果物や野菜、とくに、かぼちゃやトウモロコシなどの甘い野菜にも糖質はありますが、お菓子や穀物に比べると、繊維や水分も多く満足感を得やすい食材です。甘いものを食べたくなった時は、果物や甘みのある野菜を選んで食べるのがベターです。

スイーツもたまに食べるのは良いですが、食

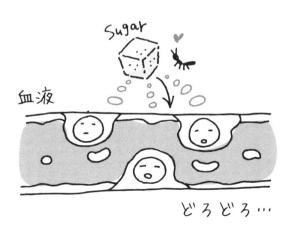

べた日はほかの加工食品を極力控えたり、ご飯や麺類などの穀物類、果物の量を減らすなど、ほかの食材で調整すると糖をとり過ぎずに済みます。私も時々スイーツを楽しみますが、ケーキなどを食べた日は、食事の際に炭水化物をとらないか、1日1回のみにしたり、次の日に調整するなど工夫をしています。

1食の中でバランス良く糖分をとれればベストですが、細かく計算していくのも毎日のこととなると大変なので、私は数日単位で糖の摂取量をコントロールしています。もちろん1週間単位くらいでも自分に合ったペースで糖のバランスを見ていくと、血管に良いだけでなく、知らない間に太っていたというようなこともなくなります。

大人が美しい身体をつくっていくためには、栄養をしっかりとって細胞ひとつひとつにエネルギーが行き渡っていなければいけません。

カロリー計算だけで考えると、油は高カロリーなので油を抜いてゼロカロリー、低カロリーのダイエット甘味料を取り入れたダイエットを安易に始めてしまいがちですが、これを続けていると、より甘いものでないと身体が満足できなくなり、腹持ちも悪いのですぐにお腹がすいてしまいます。ちなみに、アメリカでの肥満についての研究で、ゼロカロリーの清涼飲料水を飲んでいる人の方が、肥満率が高いという結果が出ているそうです。

身体を健やかに保つために必要な栄養素が不足すると、脳が飢餓状態と感じやすくなります。たくさん食べて脂肪をため込もうと炭水化物や甘いものを強烈に欲したり、少しの量でも太りやすくなったり、ドカ食いしてしまいます。

美しくダイエットしていくためには、むやみに糖質や油分を全カットするなどはＮＧです。血管を美しくするための食事を意識することで、太り過ぎていた人は自然に身体がしまってきます。これからはカロリーの低さ高さに振り回されずに、血管と細胞が喜ぶものを選んでいって欲しいと思います。

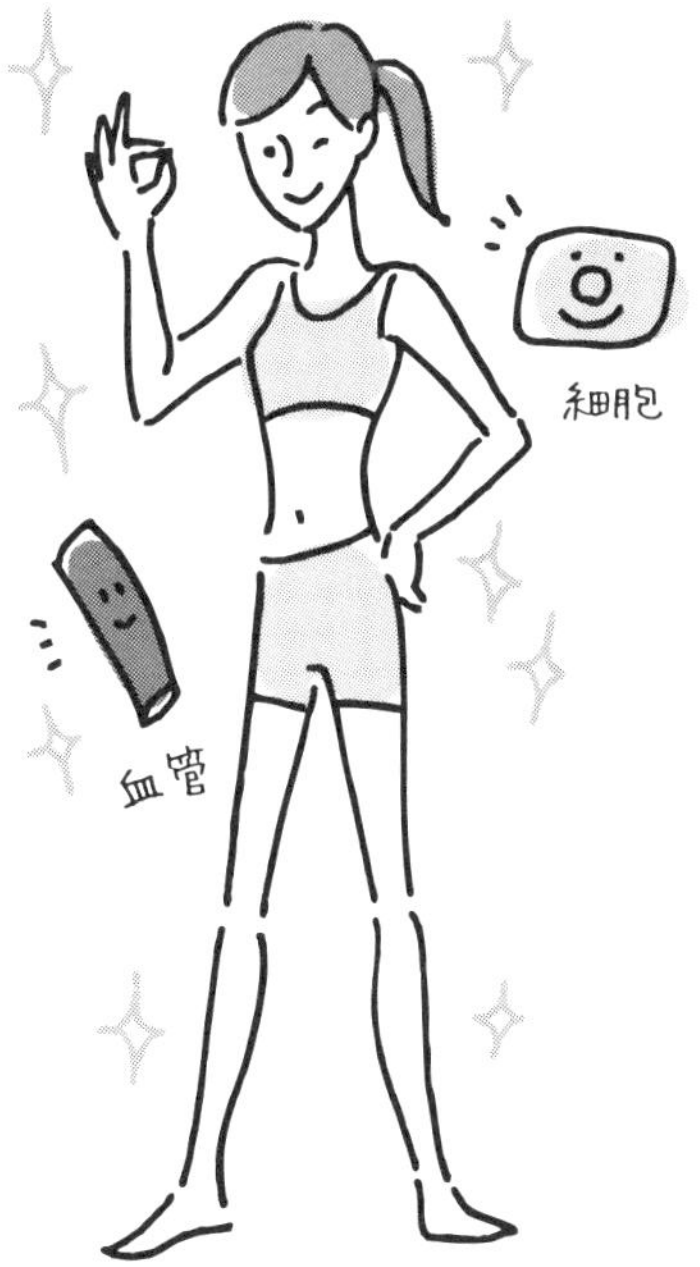

血管美人に欠かせないフィトケミカル成分

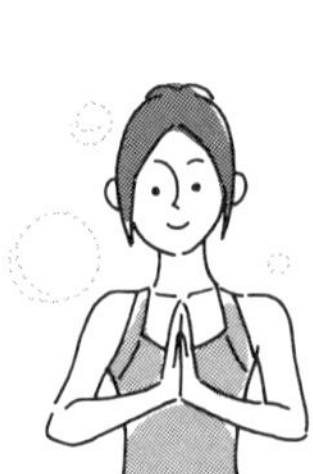

野菜や果物には、ビタミンやミネラルといった栄養素、食物繊維が含まれています。それ意外の、例えばポリフェノールのような「非栄養素」も身体の健康維持に役立っていることが分かり、現在ではフィトケミカル、またはファイトケミカルと呼ばれ注目を集めています。フィトは植物、ケミカルは化学物質という意味で、直訳すると〝植物科学物質〟となり、身体の調子を整えて、身体のサビの原因になる活性酸素から身体を守る抗酸化力があります。

血管美人のためには、このような身体のサビを還元してくれる食材は必須になります。抗酸化力の高いフィトケミカルたっぷりの食材を積極的に食べて、血管美人を目指しましょう！

フィトケミカル　微量非栄養素

ポリフェノール

○アントシアニン

○イソフラボン

○フラボノール

○フェニルプロパノイド

○リグナン等

含流化合物

○硫化アリル

○イソチオシアネート

カロチノイド

○カロチン類

○ルテイン等のキサントフィル類

多糖類

○フコイダン

○ベータグルカン類

テルペノイド

○リモネン等のモノテルペン等

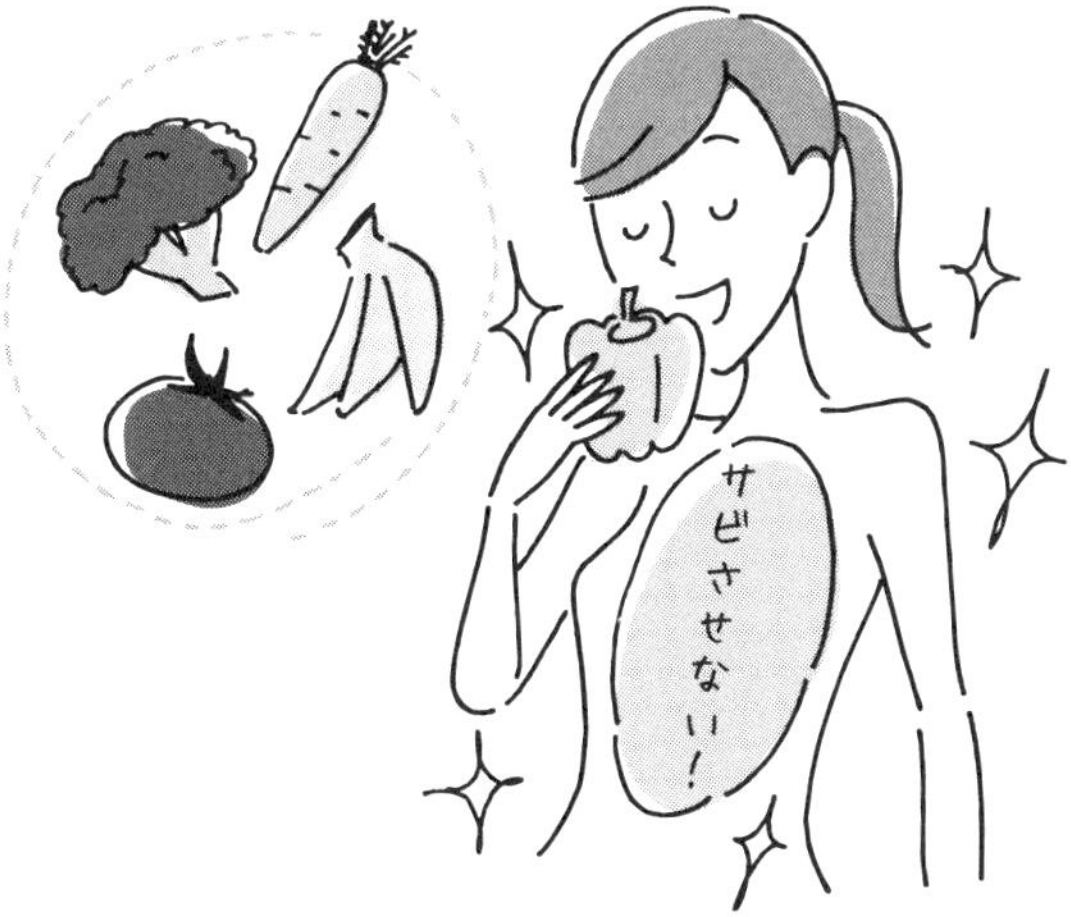

成分名だと難しく、覚えにくいかもしれません。これら身体の調子を整える成分は、どれも血管に良い作用が期待できます。

ここからは、比較的生活にとり入れやすいものをピックアップして紹介します。

〈アントシアニン〉

眼精疲労に良いことで有名なポリフェノールの一種、アントシアニンは動脈硬化の予防も期待できます。毛細血管の保護、血栓の生成を抑制し、血中の余分なコレステロールを抑えるなどの働きがあります。野菜や果物では、ナス、紫トウモロコシ、ぶどう等があげられます。ベリー系の果物にも豊富で、エラグ酸などの強力な抗酸化作用と、抗酸化ビタミンであるビタミンＣも多く含んでいます。

〈クロロフィル〉

血液の浄化に良いとされるクロロフィルは、小松菜、ブロッコリー、パセリ、エクストラバージンオイル、海苔などに多く含まれています。中でもほうれん草は、ルテインやビタミンＣ、ビタミンＥ、カリウム、亜鉛なども同時に多く含んでいる頼もしい野菜です。

〈ベータカロチン〉

抗酸化作用も高く、皮膚や粘膜の保護をしてくれます。眼にも良いとされていて、パプリカなどの色の濃い緑黄色野菜に多く含まれています。特に黄パプリカは、抗酸化成分のルテインやビタミンCを多く含んでいます。かぼちゃは、ビタミンEもたっぷり含んでおり、血液循環に良い食材です。ベータカロチンを一番多く含んでいる野菜はニンジンで、ベータカロチンは脂溶性の成分なので、油と一緒に摂取したほうが体内への吸収率が高まります。

〈リコピン〉

抗酸化作用といえば、カロチノイド系のリコピンも外せません。血液の流れをスムーズにして、身体の酸化を抑えてくれます。トマト、スイカ、グレープフルーツなどに多く含まれています。スイカに含まれるシトルリンという成分は体内で一酸化窒素をつくり、血管をゆるませて血流を良くすることで、高血圧や動脈硬化を予防してくれる働きがあります。

〈フラボノイド〉

毛細血管の原料となるコラーゲンの生成を助け、保護する働きがあるといわれています。野菜では玉ねぎ、そしてレモンやみかん、オレンジなどの柑橘系フルーツに含まれています。

柑橘系フルーツにはビタミンＣも豊富で、フィトケミカルと抗酸化ビタミンの相乗効果も期待できます。玉ねぎに多く含まれる硫化アリルは抗血栓効果や血糖低下作用があります。

このように、フィトケミカルには色や香り、味に特徴があるものが多いので、難しく考えずに、〝色とりどりのものを食べる〟という意識を持つと簡単です。

フィトケミカルを豊富に含んでいる緑黄色野菜には、同時にビタミンＥやビタミンＡ、ビタミンＣなどのビタミンが多く含まれているものが多いので、食事の際に色の濃い野菜を摂るようにしていくと、さまざまな栄養や成分を一緒にとり入れることができます。

〈アントシアニン〉

○ナス
○紫トウモロコシ
○ぶどう
○ベリー類

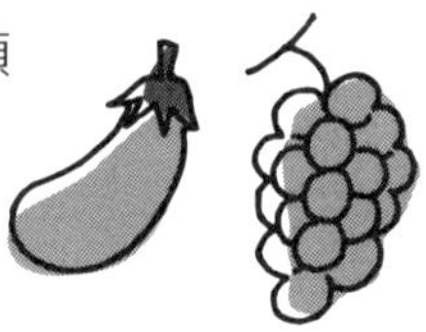

〈クロロフィル〉

○小松菜
○ブロッコリー
○パセリ
○エクストラバージンオイル
○海苔
○ほうれん草
など

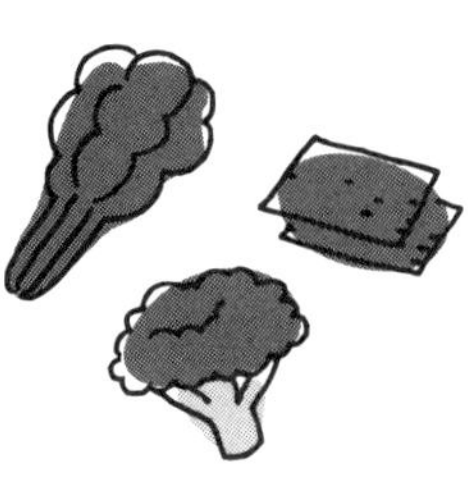

また、フィトケミカルは野菜や果物だけでなく、ハーブやスパイスにも含まれています。

ハーブティーなら、血液浄化の働きがある〝ダンディライオン〟や〝ネトル〟がブレンドされているもの、血行促進や抗酸化作用があり、エイジレスハーブとも呼ばれている〝ローズマリー〟もおすすめです。ローズマリーに含まれる抗酸化成分は水に溶けにくいので、細かく刻み、料理に入れて一緒に食べると吸収しやすくなります。ただし、ローズマリーは薬効が強いので、妊娠中の方の過剰摂取は控えましょう。

血管美人の食事法が分かったら、次の章からは、いよいよ血管美人になるための身体づくりや姿勢を紹介していきます。

〈ベータカロチン〉

○パプリカ
○ニンジン
など

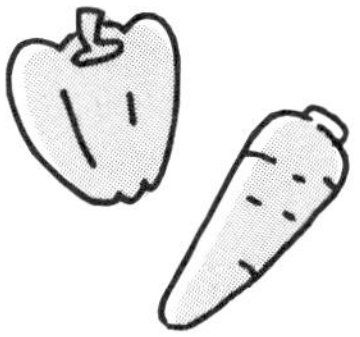

〈リコピン〉

○トマト
○スイカ
○グレープフルーツ
など

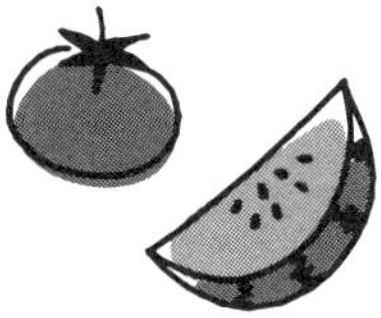

〈フラボノイド〉

○玉ねぎ
○レモン
○みかん
○オレンジ
など

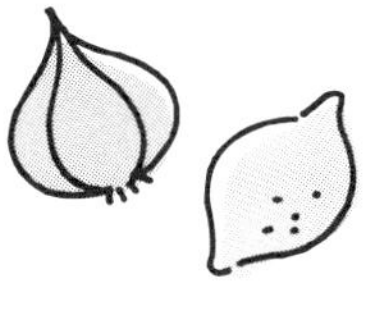

仁平's Column

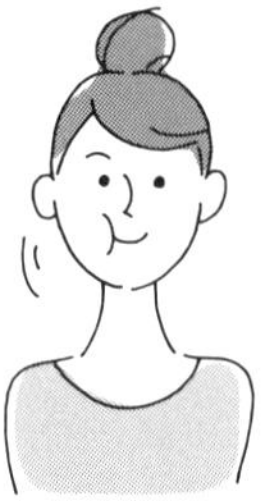

「身体に負担をかけない食べ方」

パート１の「睡眠の質」の話でも触れましたが、食べ過ぎは消化器系のみならず、血管にもよくありません。

食べ過ぎの防止にはまずはよく噛むこと。よく噛むことで満腹感が得られ、自然と食べる量が抑えられます。食べ物が小さく噛み砕かれるので、唾液とよく混ざり、胃腸への負担も軽減します。

また、食事の時だけでなくこまめに水分をとるようにすることも、血管のためには良い習慣です。できれば白湯や常温の水がベストです。水分が少ないと便もかたくなりやすく、排便時のいきみで骨盤底筋群が弱くなります。骨盤底筋群のゆるみは呼吸の浅さにつながったり、尿漏れなどの不調につながります。

便秘がち、お腹の調子をくずしやすい人、太りやすい人は噛む回数が少ないのかもしれません。自炊をする際に、食材を大きめにカットして 30 回を目標に噛んでみましょう。

身体に良いとされる玄米も、よく噛まない人や胃腸が弱い人にとっては消化しにくいため、胃腸に負担をかける原因になります。玄米や雑穀米などは圧力鍋などでやわらかく炊いて、白米を食べる際よりもよく噛むように心がけてみましょう。

PART

4

実践!
1日5分からOK
『血管美人YOGAワーク』

血管美人のための身体づくり

血管をゆるめるためには、力みのない呼吸が大切なことをお話してきました。

呼吸の改善にはいくつかのポイントがあります。

呼吸の章で腹式呼吸の説明をしましたが、例えば、腹式呼吸の際は、吸って横隔膜が引き下がることで内臓が押し出され腹部がふくらみ、吐く息で横隔膜が引き上がってお腹が凹みます。腹部がかたまっている人は、このお腹の動きが感じ取れない方もいます。

また、吸ってお腹がふくらむ際に、お腹の前側だけがふくらんでいる人も要注意。元々の姿勢が前のめりだったり、力んだ姿勢のせいで腰が反りやすくなっていると起こりやすくなります。このような力んだ呼吸を繰り返しいていると、腹腔内の圧力が高まった際に、圧力の逃げ場がなくなり、骨盤底筋群に大きな負担をかけてしまいます。

ゆるんだ腹式呼吸ができていると、吸った時にお腹の前側だけでなく、脇腹側もふくらむのが分かります。風船がふくらむように、背面側や側面もふくらむことを意識していきましょう。呼吸の練習をする時、脇腹をさわりながら呼吸をすると、ゆるんだ呼吸がイメージしや

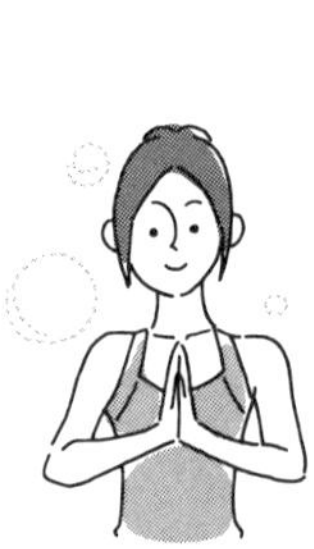

すくなるのでおすすめです。

お腹がかたく力んだ呼吸の状態が続くと、骨盤底筋に負荷がかかり続けます。すると、骨盤底筋が引き上がらなくなり、内臓下垂を引き起こします。さらに尿漏れや、内臓が少しだけ臓器の外側に飛び出してしまう子宮脱や膀胱脱にもつながります。

子宮や膀胱などが外に飛び出すなんて、にわかに信じがたいかもしれませんが、決して珍しい症状ではありません。50代以上の経産婦になると、五人に一人以上、この子宮脱や膀胱脱の症状を経験した女性がいるそうです。発症すると心身に大きなストレスがかかるので、産後に尿トラブルがある方には美容面のみならず、将来、このような症状を発症しないためにも、姿勢や呼吸の大切さを知って欲しいと思っています。

力んだ身体では、力んだ呼吸しかできません。身体をゆるませるためには、姿勢を保持するインナーマッスルの働きがとても重要です。

では、インナーマッスルのひとつ、〝大腰筋〟をみていきましょう。

冷えに悩む方の中で、お腹に触れると冷んやりしているという人は、この大腰筋の働きがよくないことが考えられます。大腰筋のすぐ横には、腹大動脈という、内臓へ血液を運んでいる大きな血管があります。大腰筋の働きが低下していると腹大動脈の働きも悪くなり、血流が滞るので、内臓から冷えてしまいます。大腰筋の状態が悪いと姿勢も悪くなり、足先など末端冷えの原因にもつながります。

逆に、大腰筋がしっかりと働いていると、動脈・静脈の循環を促します。腹部大動脈・大静脈が圧迫を受けずに流れやすくなるので、冷えだけでなく、むくみの改善も期待できます。また、子宮や卵巣に栄養となる血液をきちんと届けてくれるので、女性の健康と美容にとって、大腰筋のしなやかさはとても重要なのです。

この4章では、横隔膜や骨盤底筋群、大腰筋が働きやすい身体づくりのための、血管美人ヨガワークをたくさん紹介していきます。ワークを実践することで、身体のかたまってしまった部分がゆるみ、呼吸が深まり、血流が良くなり、健康や美容面での変化が感じられるはずです。まずは、肩甲骨周りや肺を囲む胸郭をゆるめるワークで、力みのないゆるんだ呼吸ができる身体に整えていきましょう。

ゆったりとした呼吸を行いながらヨガを行うことで、交感神経と副交感神経の働きを良くし、練習の最後には副交感神経が優位になります。

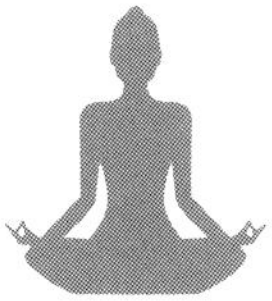

HOW to
血管美人 YOGA ワーク

血管美人ヨガワークの行い方を紹介します！

順番は？

STEP1 の、胸郭や肩甲骨をゆるめるワーク（118 ～ 127 ページ）のワークの中から 1 ～ 2 つくらい、STEP2 の大腰筋が働きやすいように整えるワーク（133 ～ 151 ページ）のワークの中から 1 ～ 2 つ選んで練習してみましょう。慣れてきたら、ワークの種類を増やしていけます。

時間帯や分数は？

基本的には練習しやすい時間帯に、好きなだけ行っていただいて OK です。特に朝におすすめ、寝る前などにおすすめのポーズやワークには太陽マークと月マークをつけました。

太陽マークがついているワークは、胸を開くポーズなど交感神経の働きを良くしてやる気を起こさせるので、朝に行うのがおすすめ。身体を丸めたり腰周りをゆるめる、ゆったりしたポーズは副交感神経の働きを良くしてくれるので、いつでも OK ですが、寝る前や練習の後半に多めに行うのがおすすめです。

血管美人YOGAワーク **STEP1**

肩甲骨周りや胸郭をゆるめよう

アプローチする部位を覚えておこう!

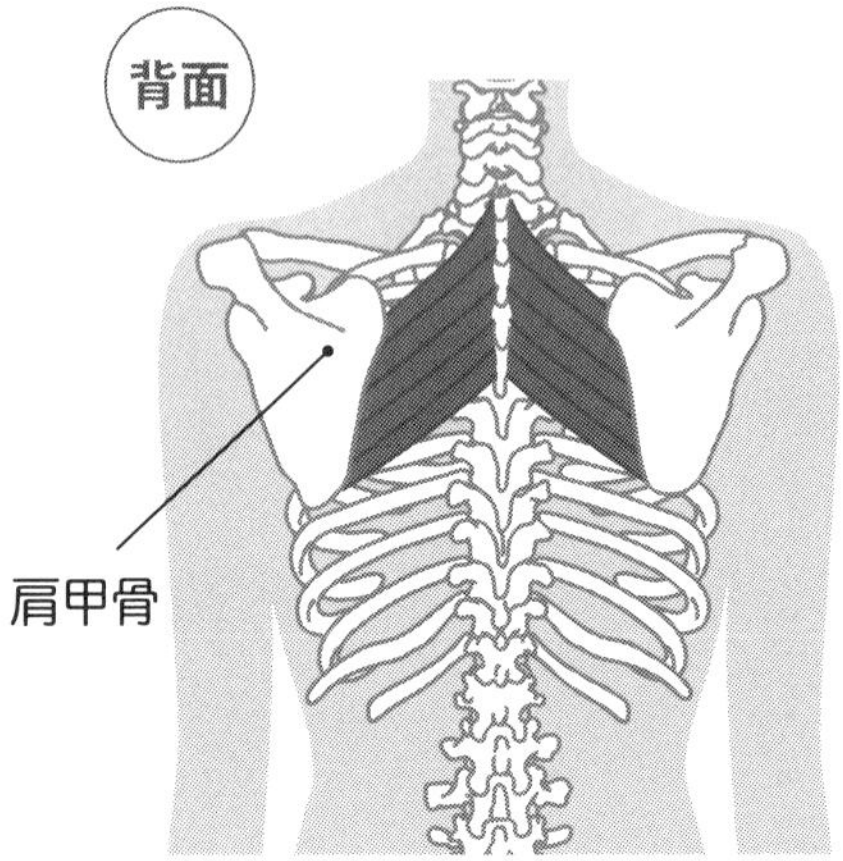

〈肩甲骨周り〉

多数の筋肉があり、肩甲骨周りの筋肉がかたまれば、呼吸にも悪影響。首こり、肩こりの原因になる。

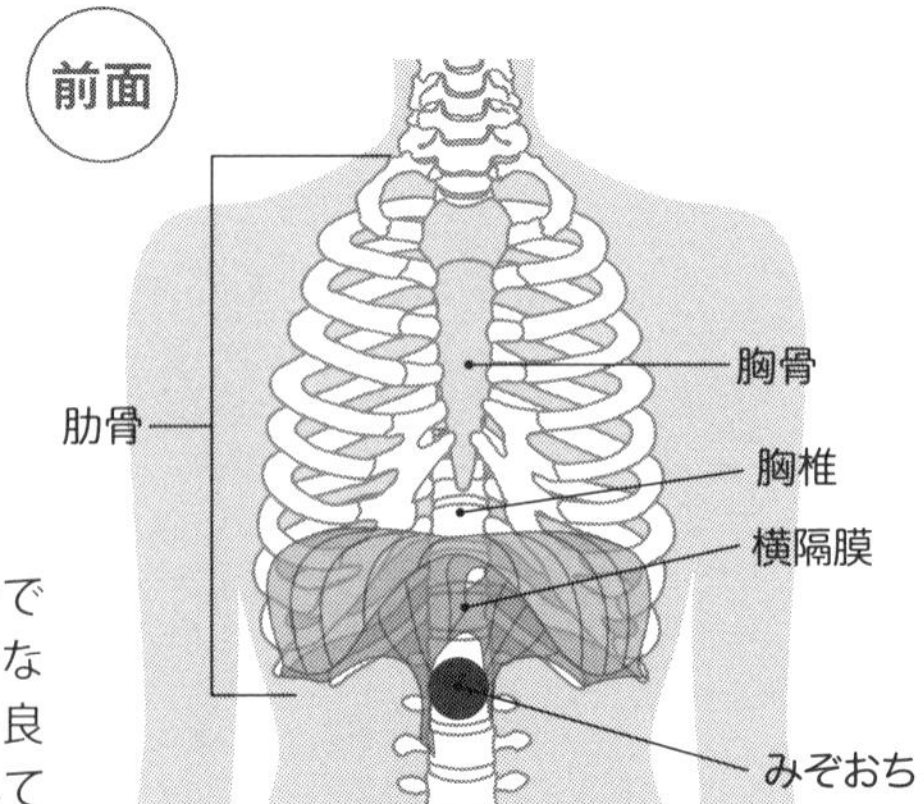

〈胸郭〉

骨格は肋骨、胸椎、胸骨で構成。横隔膜や肋間筋などの呼吸筋がつく。不良姿勢や力んだ呼吸をしていると働きが悪くなる。

肩甲骨周りや胸郭をゆるめて、力みのない呼吸ができる身体に！

胸郭は胸椎、胸骨、肋骨で形成されていて、つり鐘のような形をしています。骨と骨の間に関節があり、胸椎と肋骨、胸骨と肋骨の間にも関節があり、前面は軟骨、背面は小さな靭帯でつながっています。

この胸郭は、呼吸に合わせて動きます。前から見ると吸う息で横に広がり、吐く息で戻ります。横から見てみると、前上方向や背面方向にも広がっているのが分かります。

胸郭の動きを良くするためには、体側を伸ばしたり、体幹部を丸める、反る、ねじる動きが有効です。

次ページから紹介する、肩甲骨や胸郭をゆるめる血管美人ヨガワークの中から、まずは気になったワークを1～2つ行ってみてください。背中や胸が広がり呼吸が楽になり、巡りが良くなることを感じるはずです。慣れてきたら、徐々にワークを増やしていきましょう。

腕の付け根の前後をほぐして、呼吸を深める

「腕の付け根と脇をほぐすワーク」

不良姿勢やスマートフォンの操作などで、肩や腕はこわばりがち。

その姿勢が長く続けばこの部分に無理な負荷が加わり、上半身はかたくなります。

まずは腕の付け根や脇の下をやわらかくほぐして、血流やリンパの流れを促しましょう。

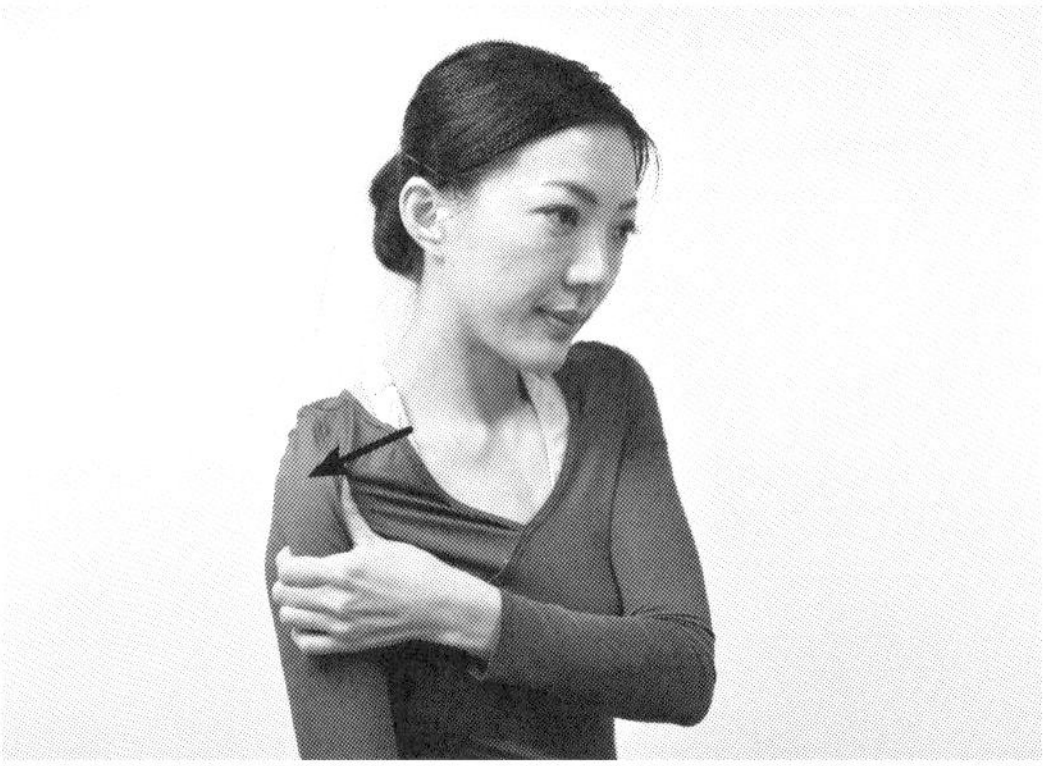

01

腕の付け根の前側を、親指を使って外側にこするようにマッサージ。5〜10回程度行う。

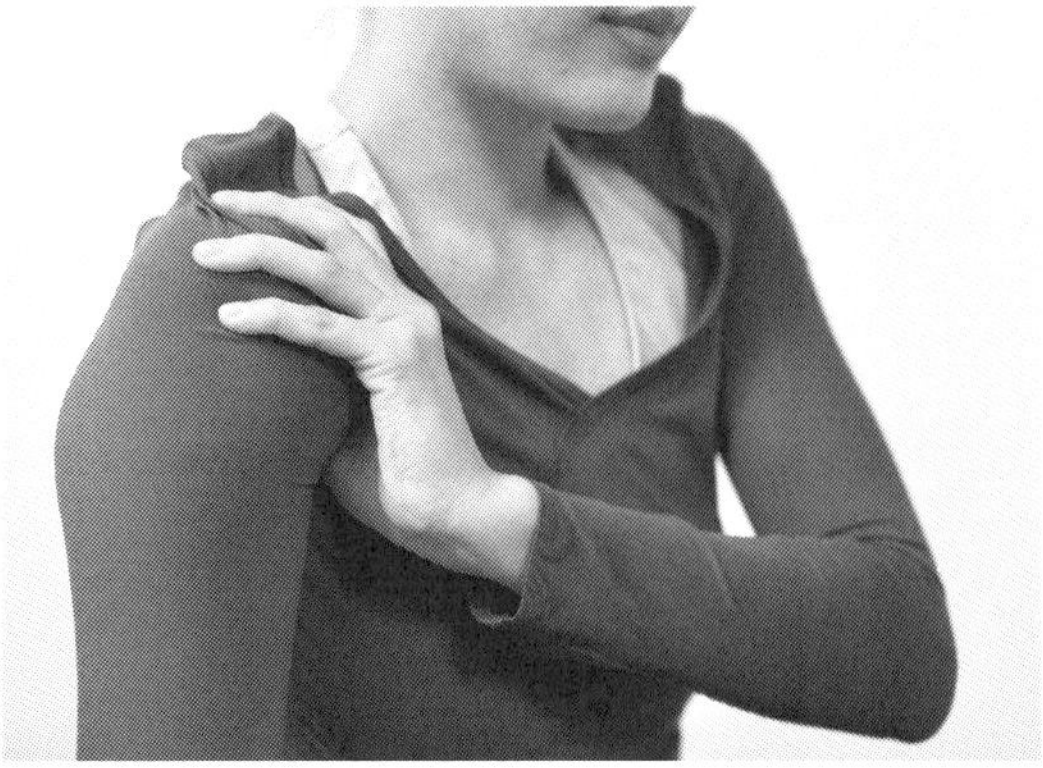

02

脇の下をつかみ、かたいと感じる部分に圧を加え揉みほぐす。5〜10回程度行う。

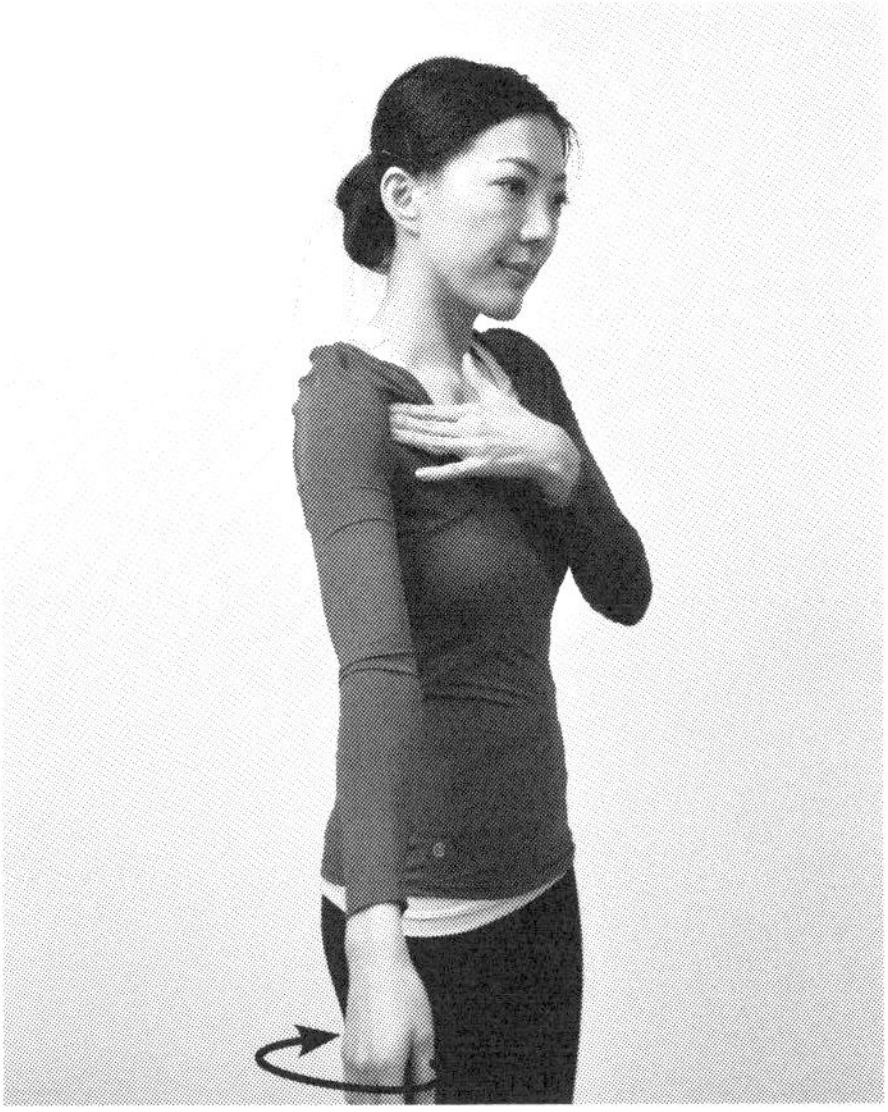

03

三本の指を脇の付け根の前面にあて、下にたらした方の手で小さく円を描く。5 〜 10 回程度。

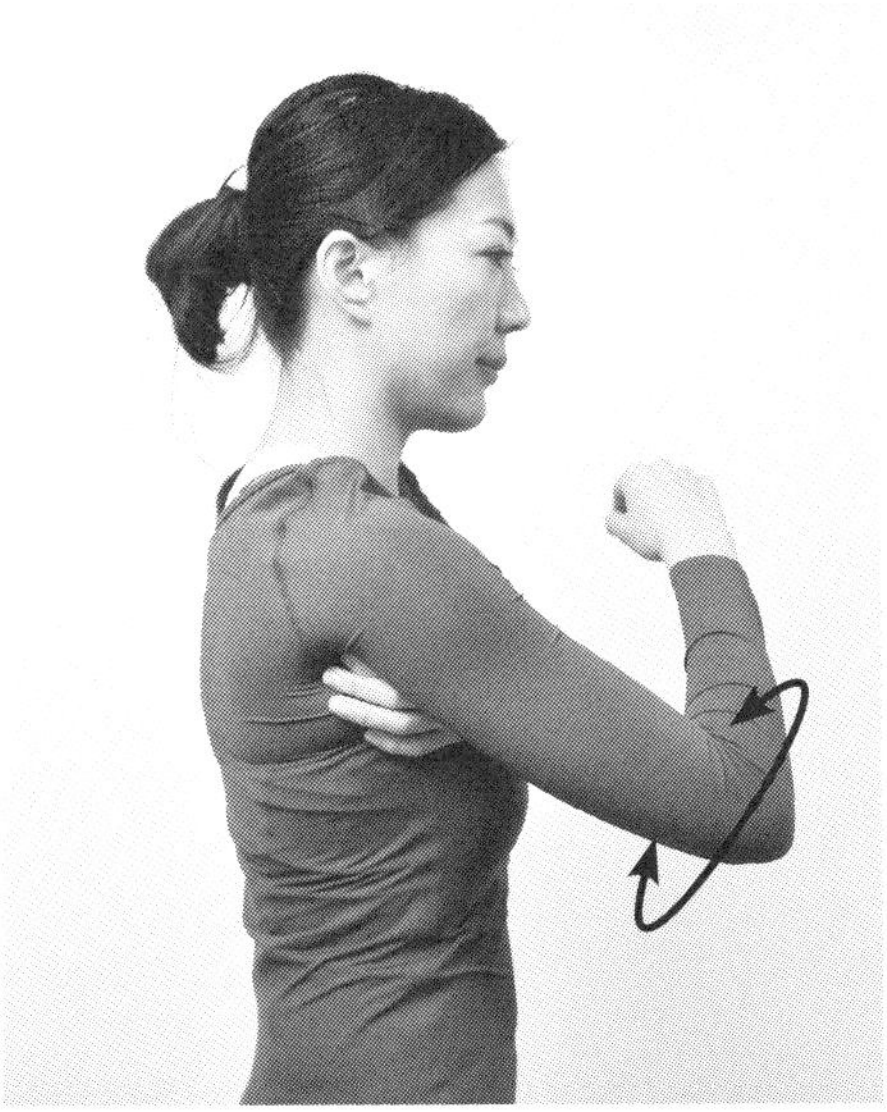

04

脇の付け根の側面を中指とひとさし指で掴み、腕を回転させる。5 〜 10 回程度。反対側も 1 〜 4 を同様に行う。

● POINT ●

腕の付け根の前側がかたまると猫背になりやすくなるばかりでなく、肩甲骨の動きも悪くなります。腕の付け根の後ろ側をおさえながら腕を回すと、腕＆肩周りがラクになり、呼吸もしやすくなります。

鎖骨のこわばりをゆるめる

「鎖骨マッサージと腕回し」

鎖骨と肩甲骨は連動して動きます。鎖骨がかたまると、腕、肩周りがこわばり、呼吸の質が落ちてしまいます。鎖骨マッサージや腕回しはリンパの流れを良くする効果もあるので、積極的にゆるめていきましょう。

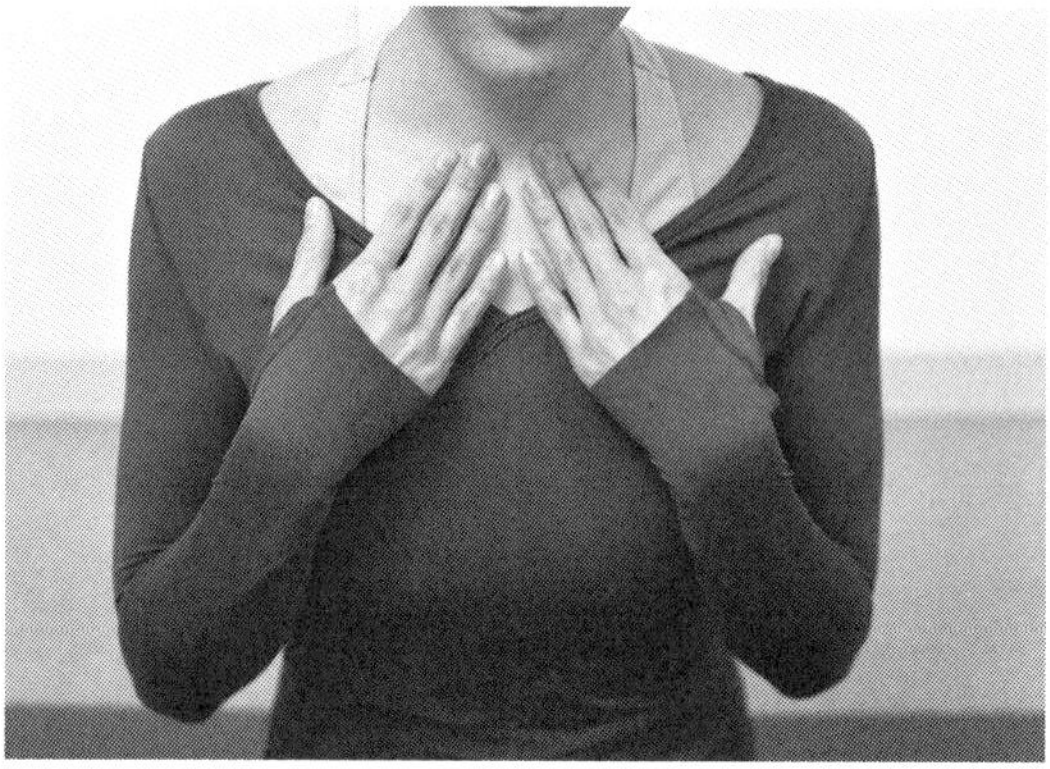

01

鎖骨の中央に手をあてる。

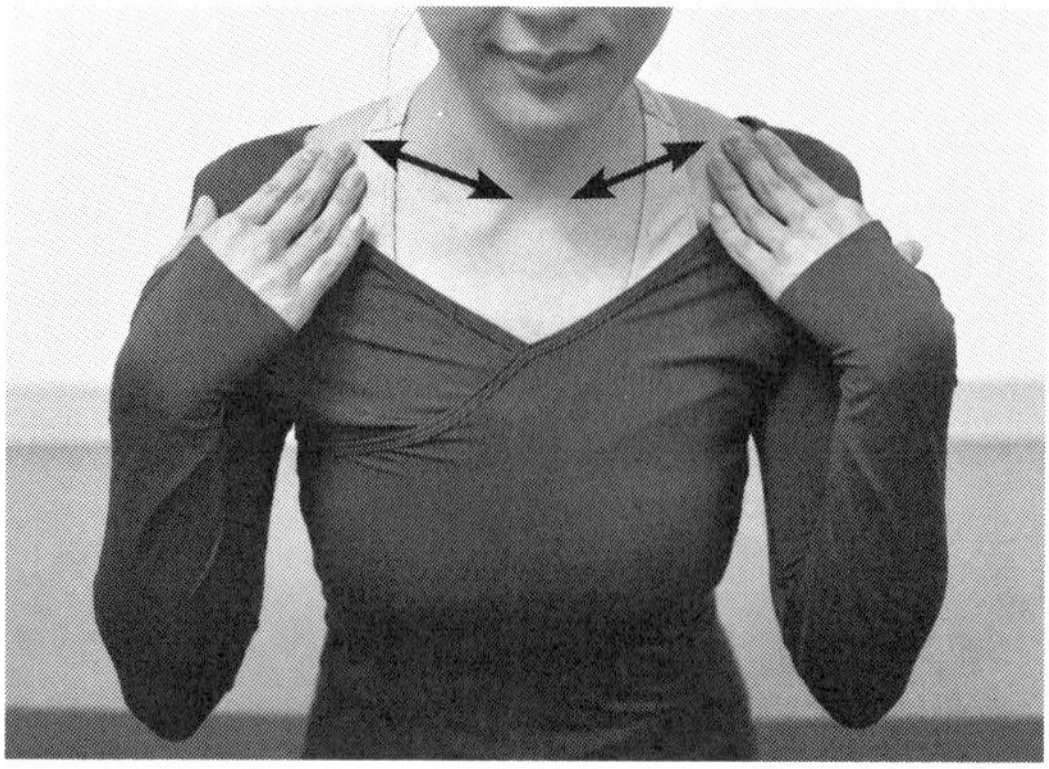

02

そのまま鎖骨に手をあて左右に動かし、なでるように鎖骨をマッサージする。好きなだけ行って OK。

03

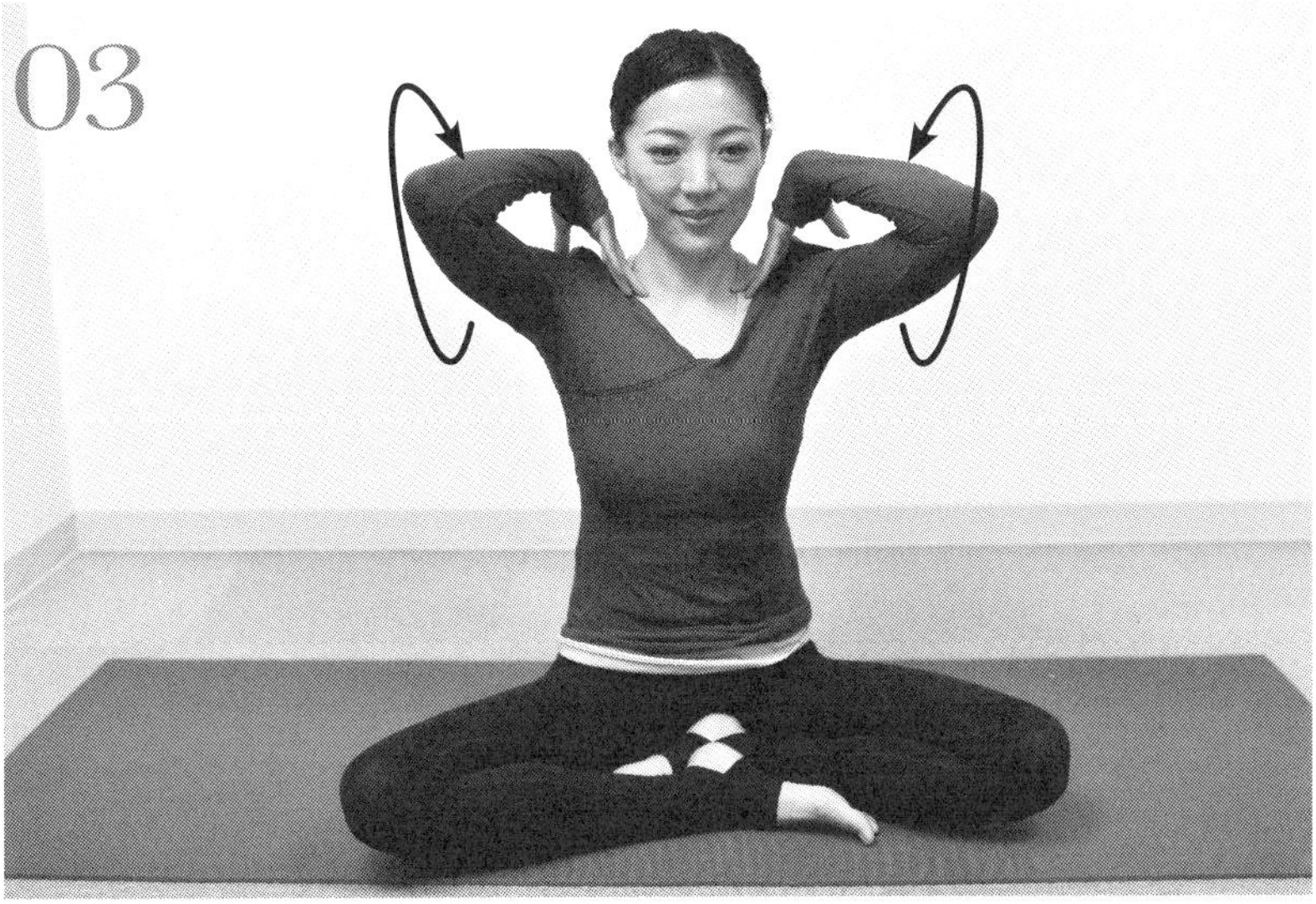

鎖骨周辺に指をあてたまま、ひじで円を描く。

● POINT ●

腕を回す時、指先は動いてしまっても大丈夫です。ひじが後ろ側にもしっかりと回るように、大きく動かしましょう。

04

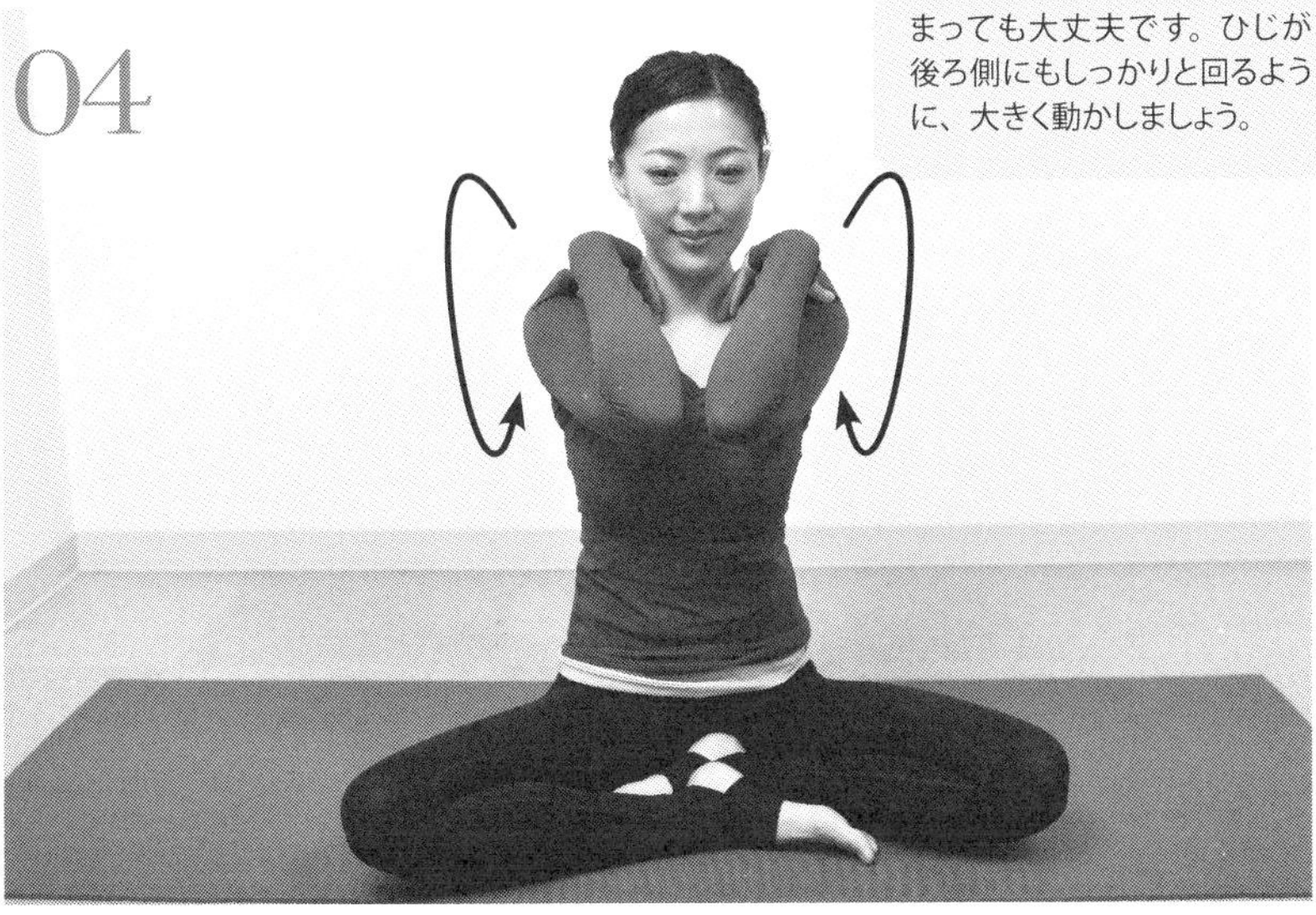

反対回しも同様に行う。各 10 回ずつ程度。

肩甲骨を開き、みぞおち周りと背中をほぐす

「安楽座の鷲のポーズ」

続いて、肩甲骨の間を開く動きで、肩甲骨の間の菱形筋や肩周りの筋肉を
ほぐしていきます。肩甲骨周りは、猫背やパソコン作業などで
かたくなりやすいので、じっくりほぐしてあげましょう。

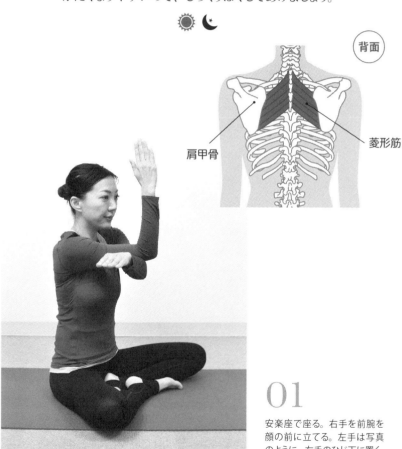

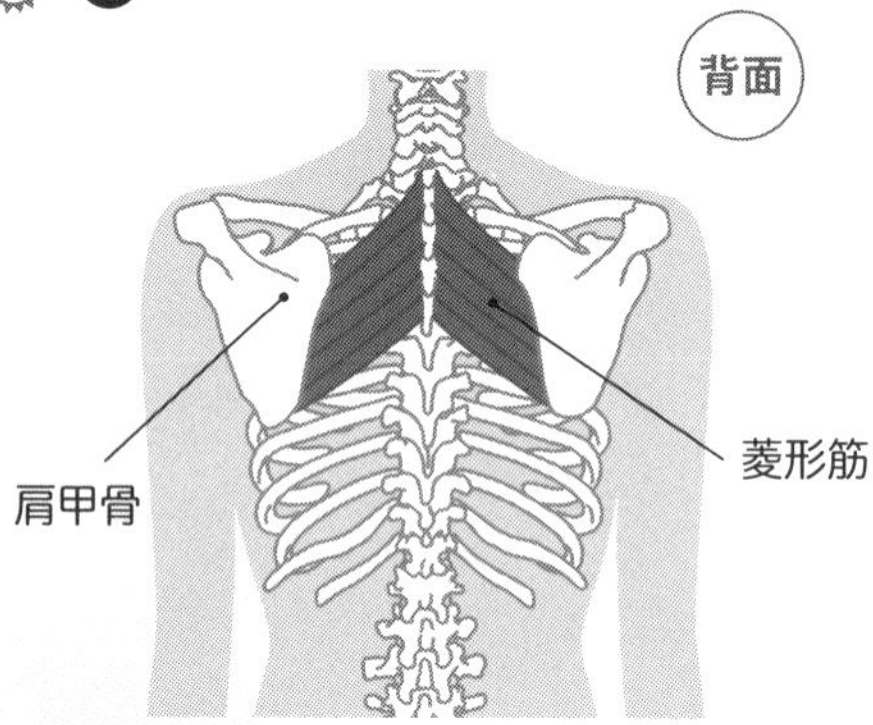

01

安楽座で座る。右手を前腕を
顔の前に立てる。左手は写真
のように、右手のひじ下に置く。

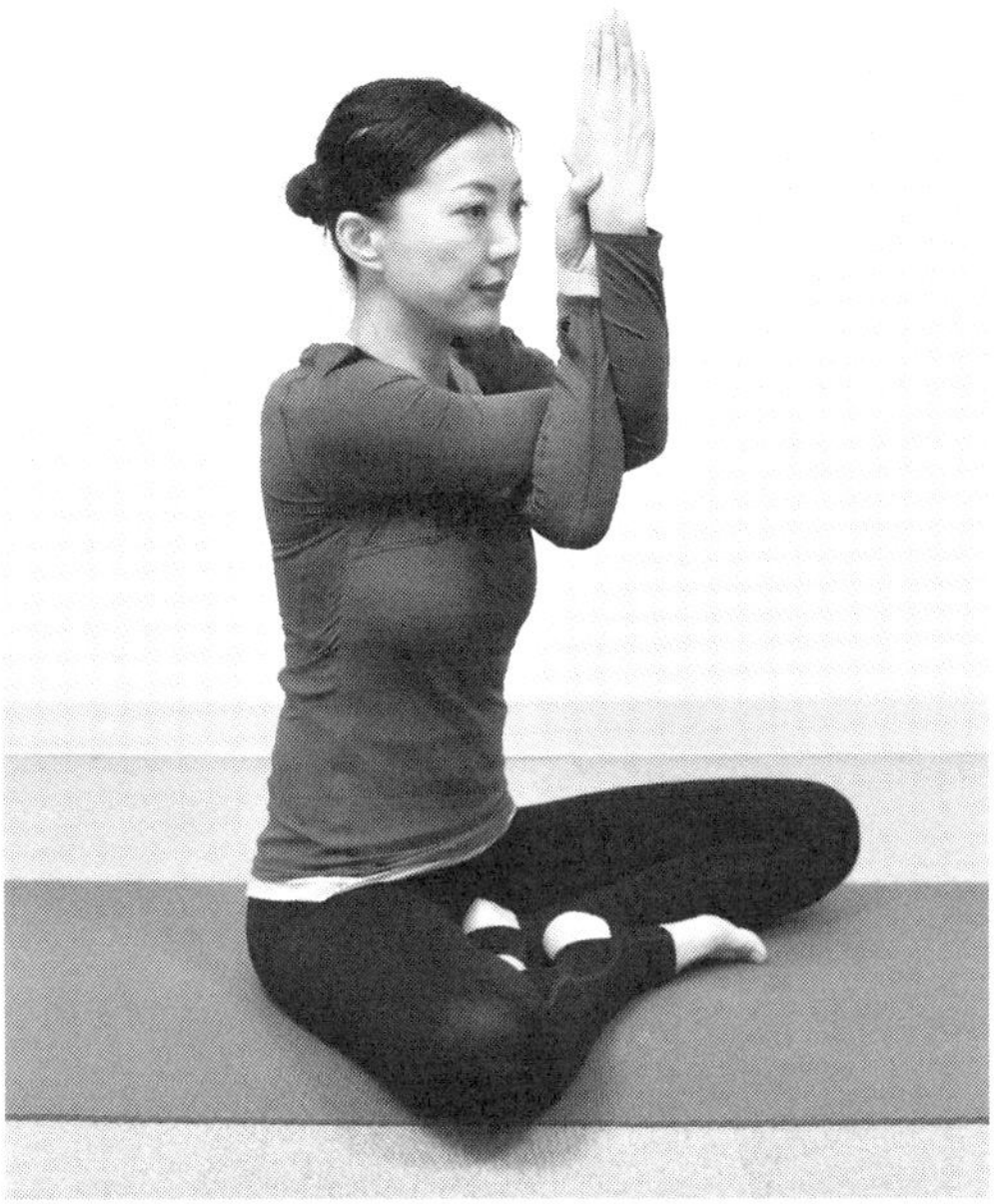

02

左腕を上に持ち上げ、
右腕に絡める。

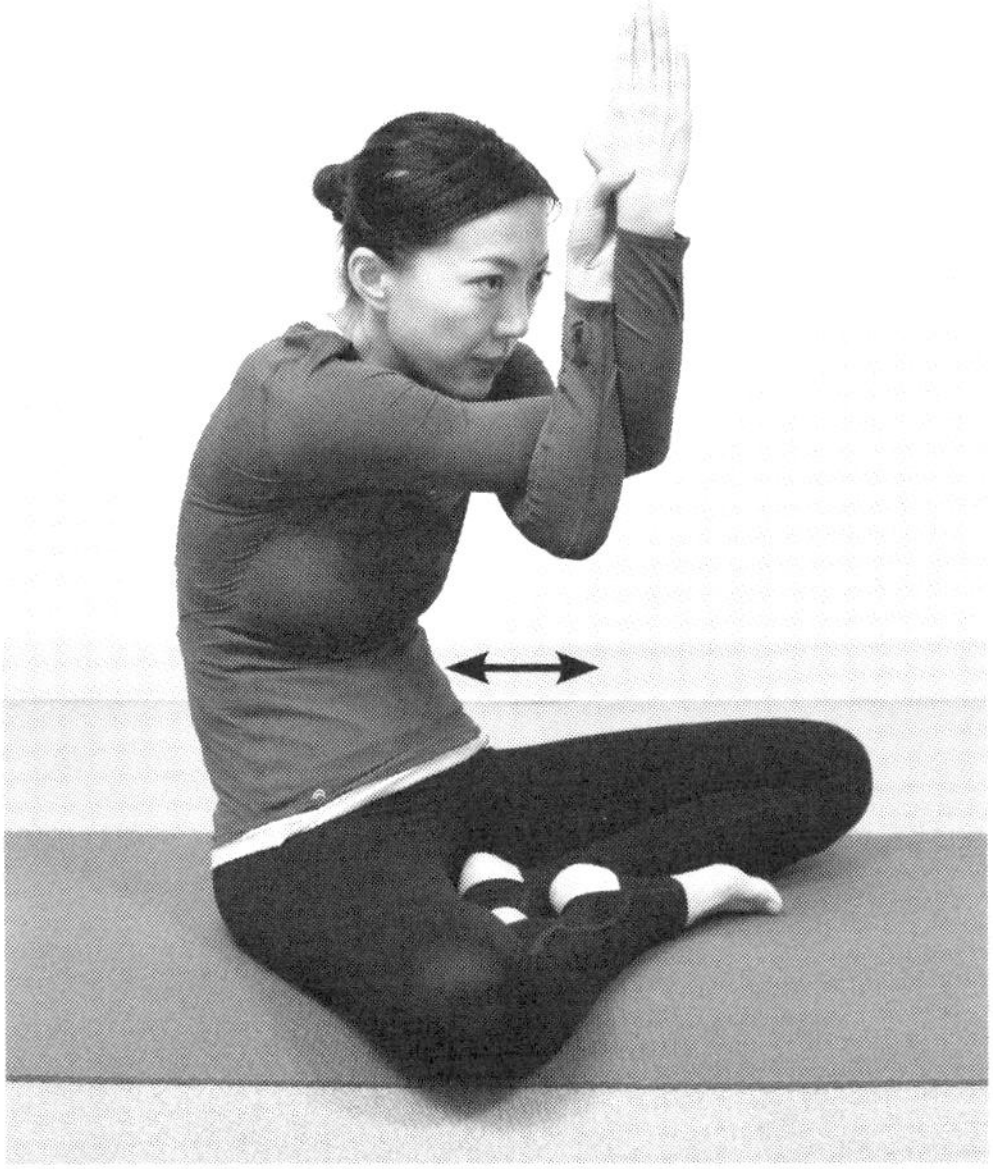

03

吐く息でみぞおちを後ろに引き、みぞおちを前後に5～6回動かす。
反対の手も同様に行う。

POINT

みぞおちをしっかり後ろに引いて動かしましょう。手は絡められなければ、手の甲をあわせる形でもOK。

体側を伸ばして、呼吸をゆるめる

「体側伸ばしワーク」

体側をゆるめて呼吸を深めます。伸びている側の座骨をしっかり床におろして、お尻が浮かないようにする事で、脇腹が気持ちよく伸びます。

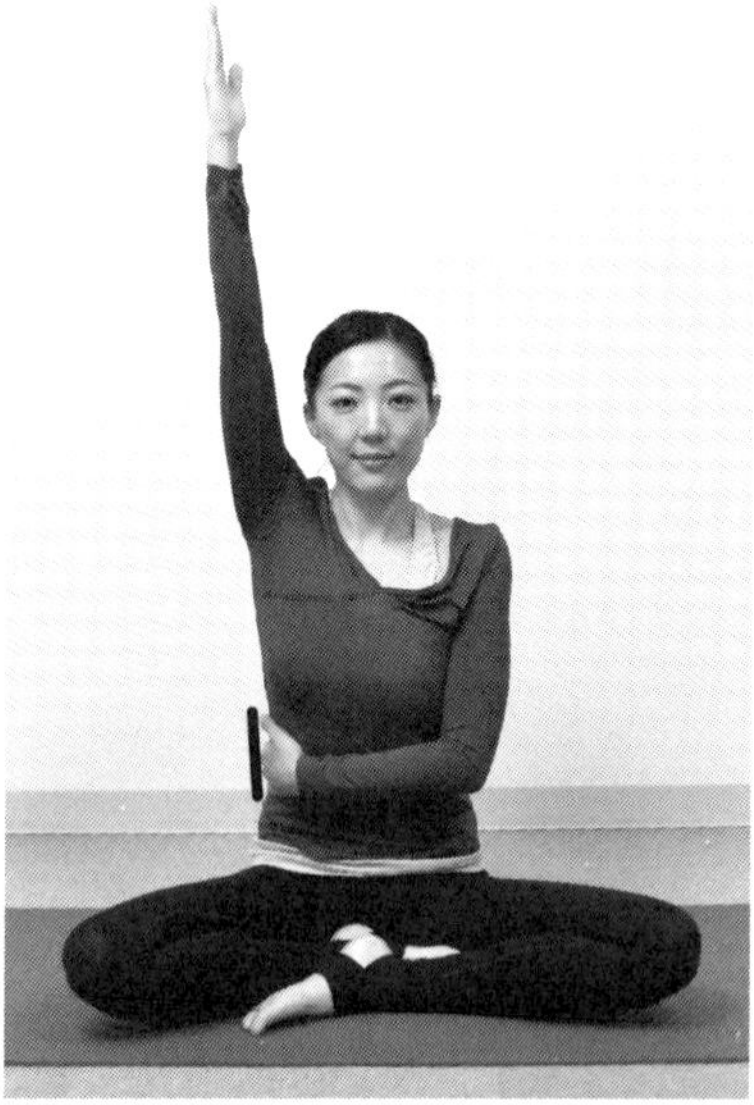

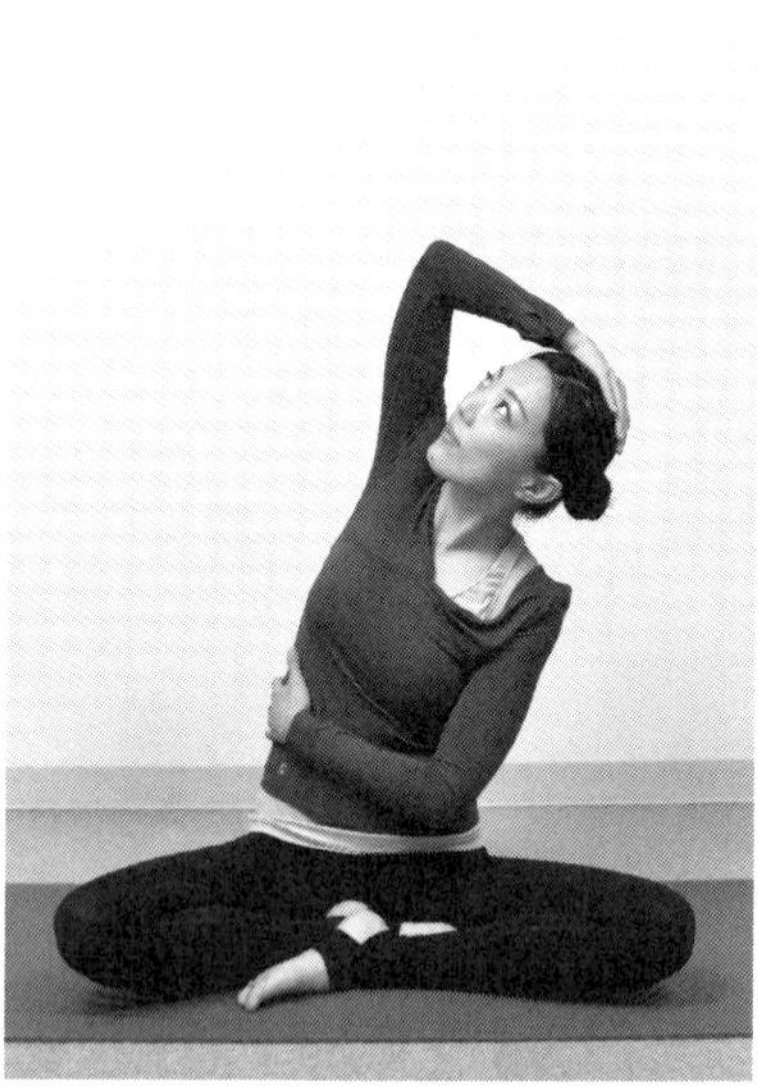

01 右手の手の平を内側にして手を上に伸ばす。左手で右の脇腹をさわり、ゆっくり3呼吸おく。呼吸に合わせて体側が動いているのを感じる。

02 右手を頭に乗せ、右肘を天井に向け体側を伸ばす。目線は右肘の先を見て、3～5呼吸。反対側も同様に。

● POINT ●

体側を伸ばす際、お尻が浮かないようしっかり座骨をつけます。

心臓＆小腸の気血の流れを良くする
「心臓小腸経絡《しんぞうしょうちょうけいらく》アプローチ」

東洋医学の考え方では、身体には各臓器に良いとされるライン＝経絡が通っているといわれています。この動きで、心臓と小腸の気血の流れを良くします。

01

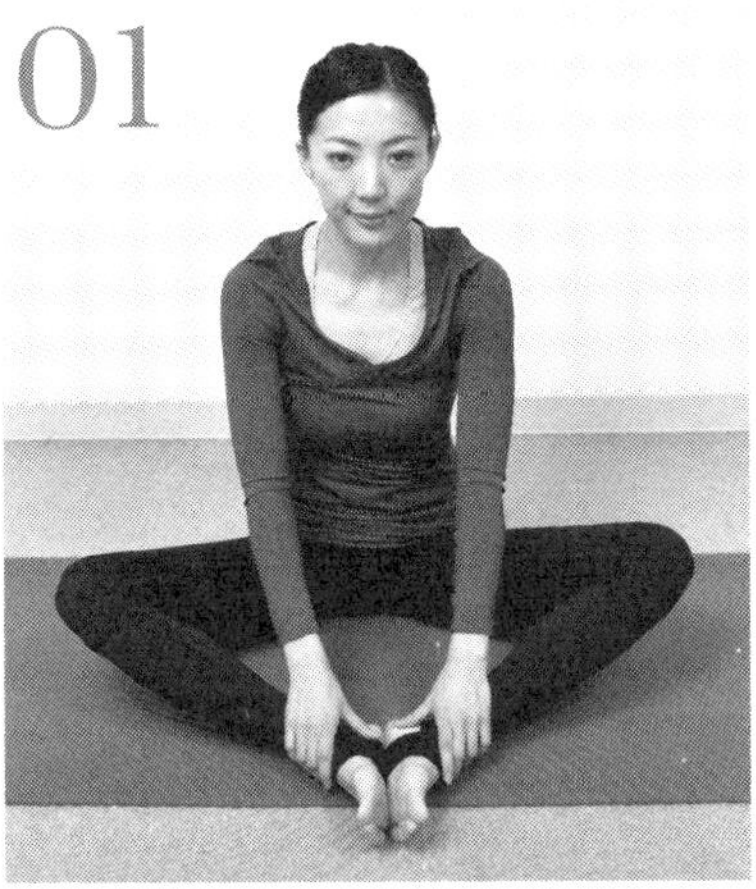

足裏をあわせて座る。

02

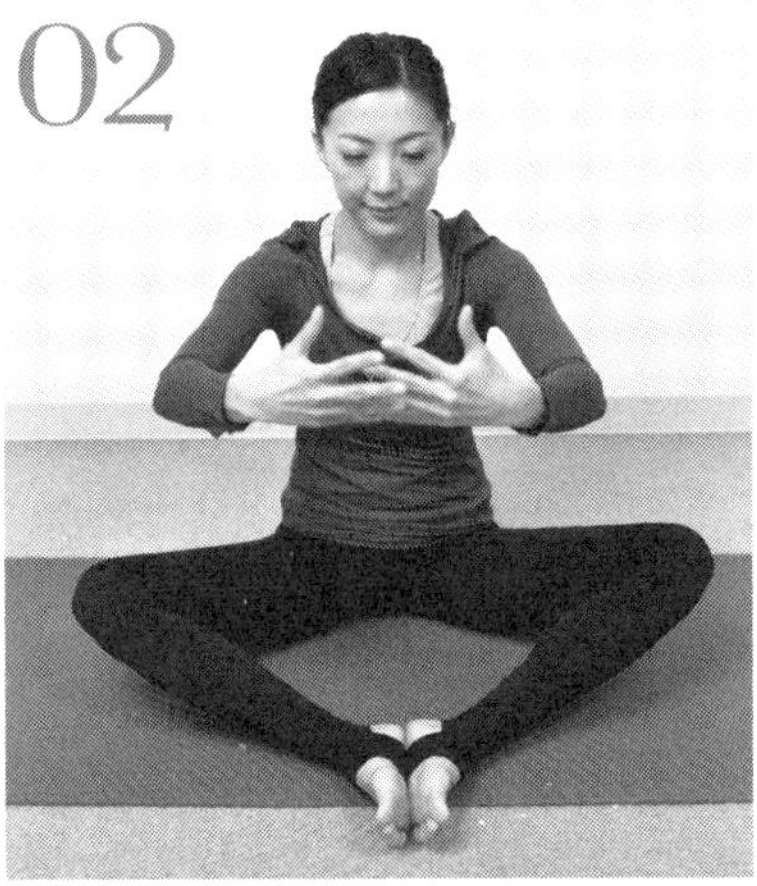

バランスボールを抱えるようなイメージを持つ。手の小指同士を合わせて腕で輪をつくる。

03

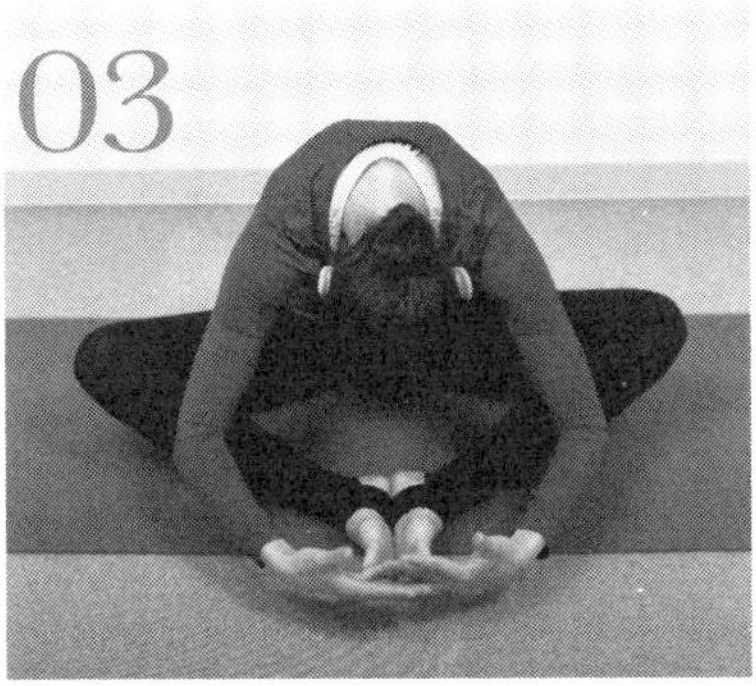

そのまま、前に倒れる。5 呼吸ほどホールドして元に戻る。

● POINT ●

肩甲骨周りが優しく伸びているのを感じて行いましょう。

股関節＆腕周りの柔軟性を高める

「牛面のポーズ」

股関節周りと腕周りの柔軟性を高めます。左右差を感じる時は、
ラクに行える側からはじめて、その後に苦手な側を練習するようにしましょう。

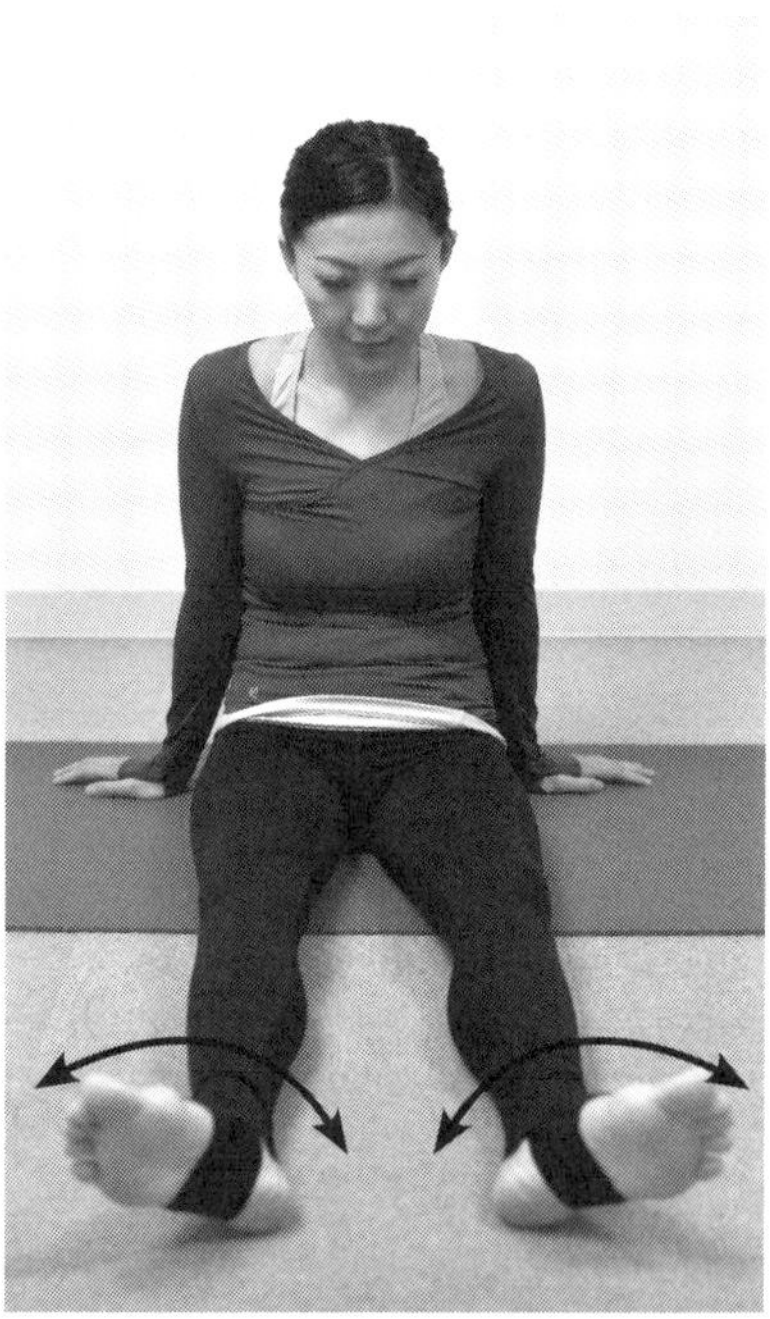

01 手を後ろにつき、つま先を内、外、内、外に動かして、足全体の力を抜く。

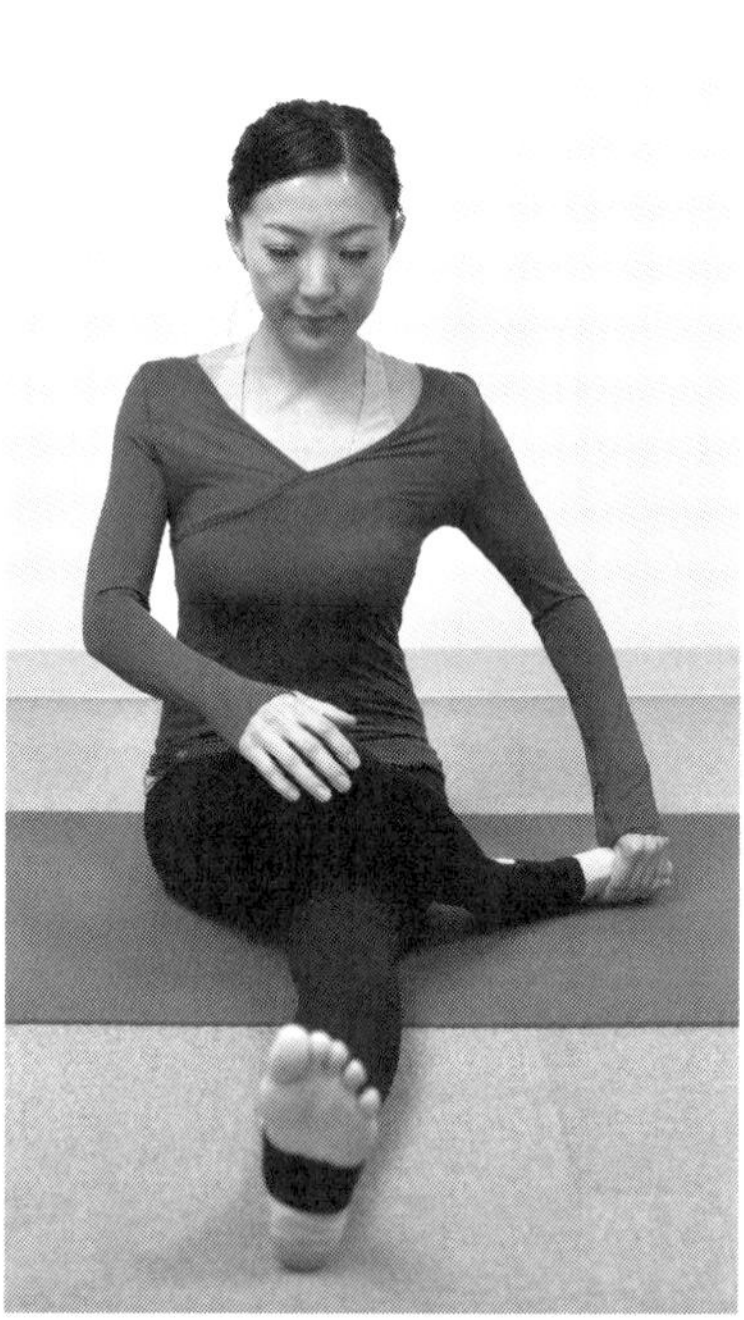

02 脚を曲げ、お尻の横に脚を置く。できる範囲で膝を揃える。

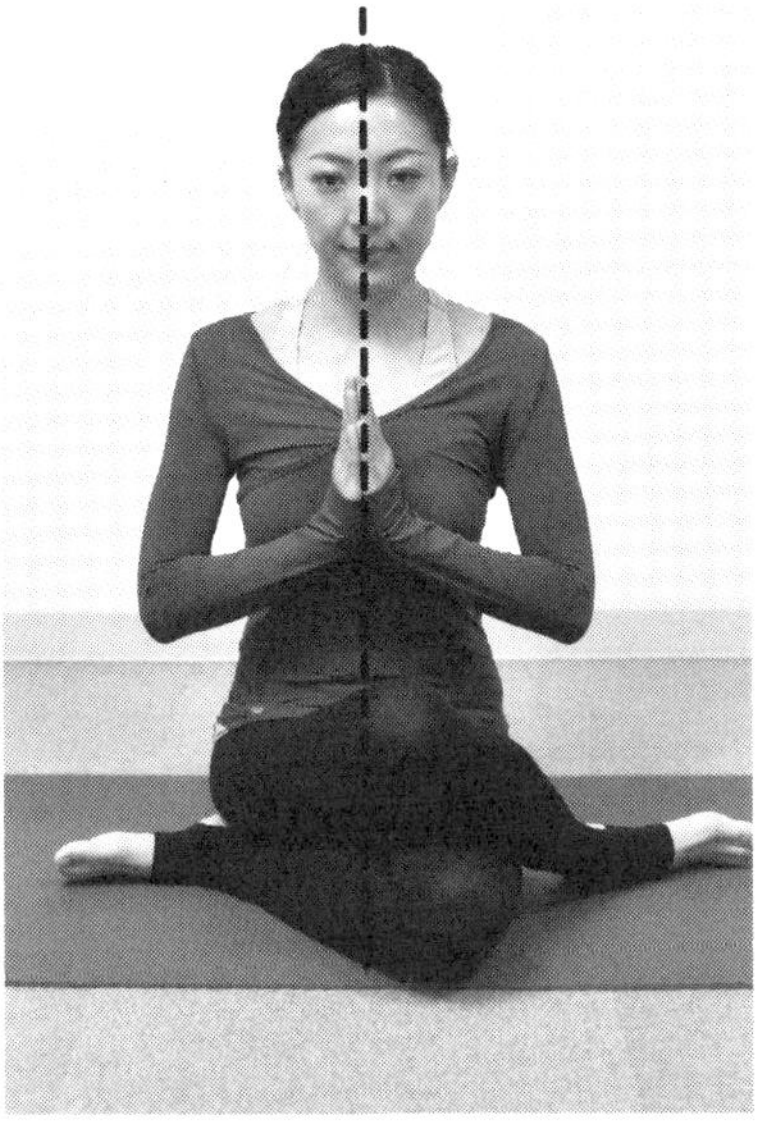

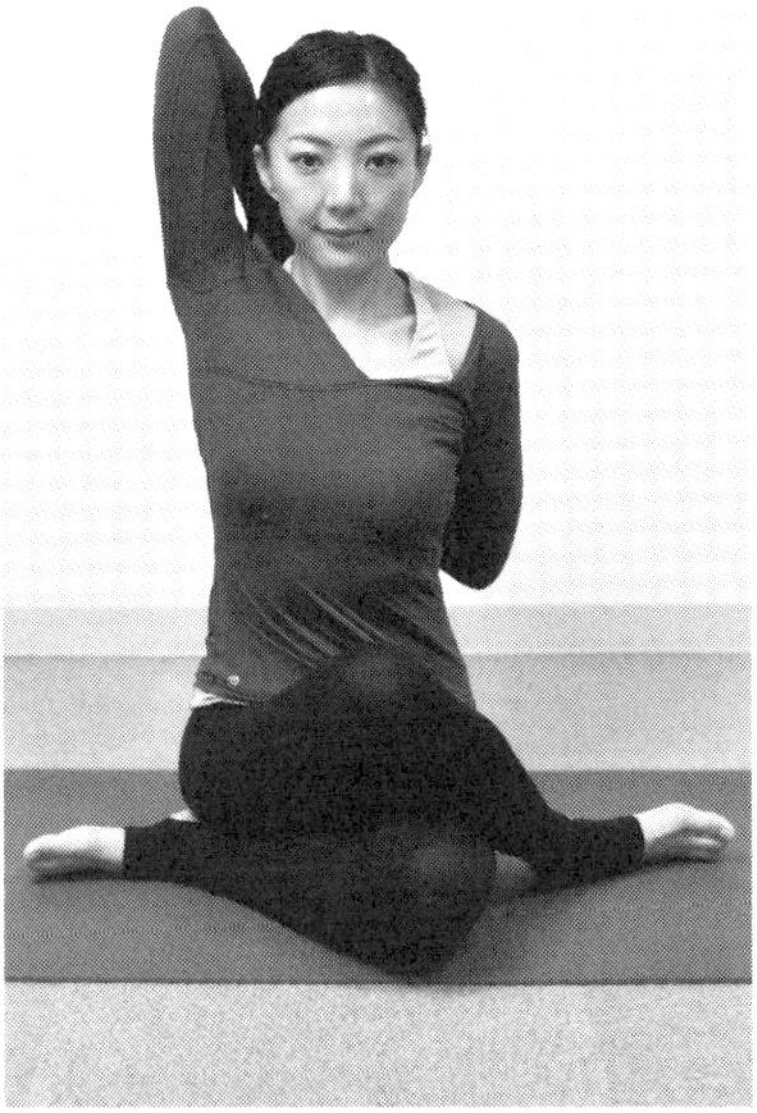

03 下の脚もたたんで、胸の前で合掌する。この時、会陰（肛門の５ミリほど前）から、背骨を通って頭頂まで１本のラインを意識する。

04 背中側で手をつなぎ、３～５呼吸おく。再び、１の足をブラブラさせるワークを行う。脚を入れ替え、反対側も同様に行う。

● POINT ●

手が届かない人は、最初はタオルやハンカチを持って行ってもOKです。

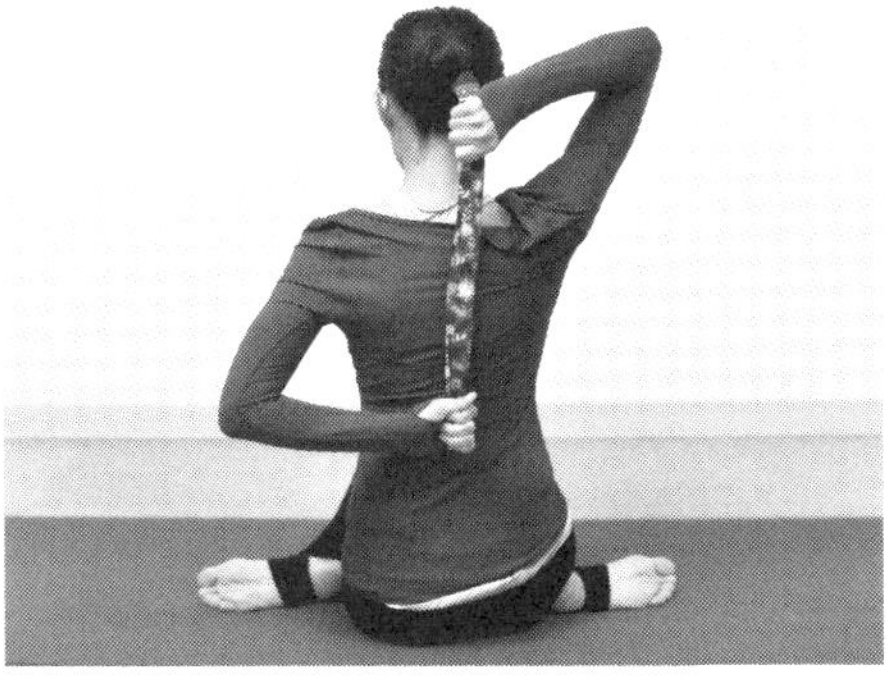

血管美人
YOGAワーク
番外編

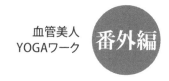

ペアワークで
背面の意識を取り戻そう!

ここで、家族や友達と一緒に呼吸を深めていけるペアワークを紹介します。

肩甲骨周りなどの背面側は、呼吸に力みがある場合、ケアを行わないとすぐにかたくなります。すると、前のめりになったりと、姿勢に力みもでてきます。自分では手が届きにくい背面側を家族や友人にふれてもらうことで、背面側に自分の意識が向きやすくなり、身体がゆるみやすくなります。他者の手でゆるめてもらうことで、リラックス効果も高まります。

身体をペアでゆるめあうことはコミュニケーションのひとつとしてもおすすめです。強い圧は加えないので、小さなお子さんでも行えます。親子でもぜひ実践してみてください。

ペアワークに入る前は、本書の 20、21 ページのワークを行い、手をゆるめてやわらかい手をお互いにつくってから実践してみてください。

ペアでゆるめあう、優しい時間

「呼吸を深めるペアワーク」

呼吸が浅くなっている人は、背面がかたくなりがち。
背中に向って息を吸うイメージで、背中側をゆるめていきましょう。

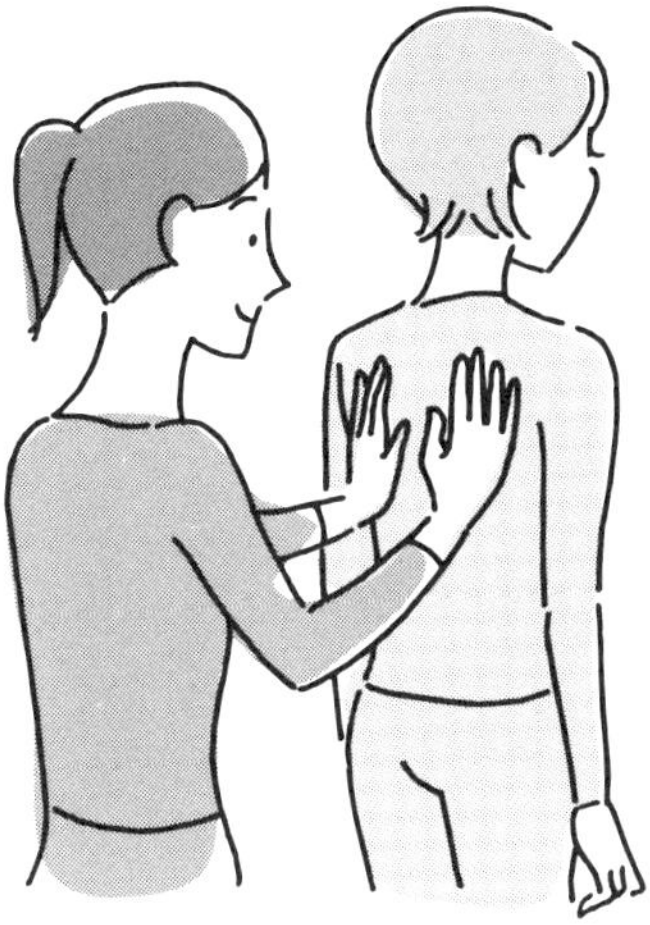

〈胸郭〉

手の平を背中や体側にぴったりとつけて、呼吸によって開く胸郭の動きを感じてみましょう。10 呼吸ほどしたら交替します。

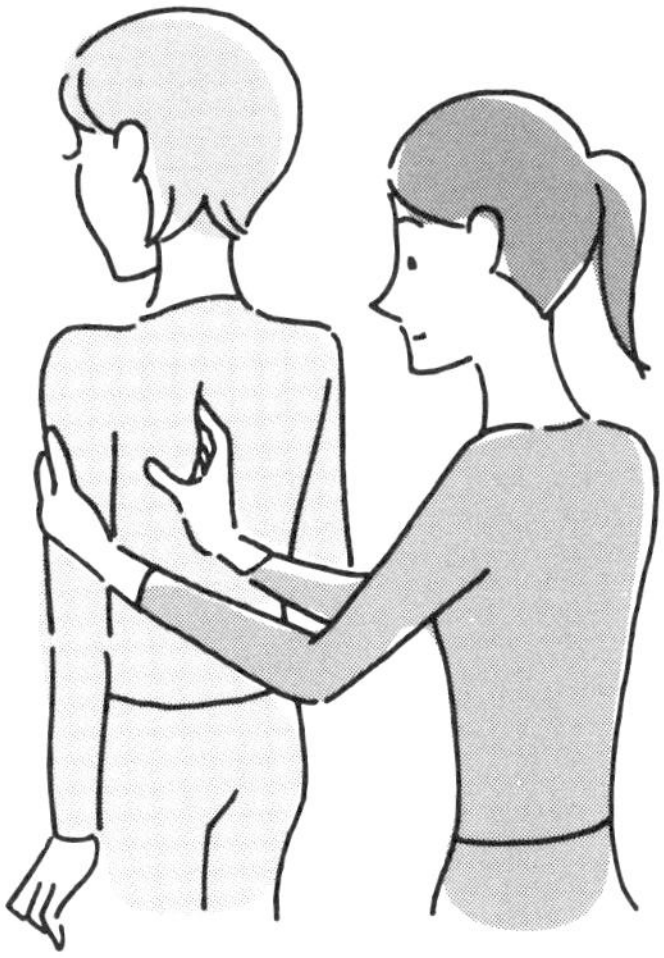

〈肩甲骨〉

腕を軽く後ろに引き、肩甲骨の際に沿って優しくマッサージ。肩こりなどがある場合、相手の肩甲骨に指がひっかからない場合があるので、その時は、肩甲骨に沿ってなでたりさすったりしてゆるめていきましょう。

血管美人YOGAワーク STEP2

大腰筋が働きやすい状態に整えよう

アプローチする部位を覚えておこう!

〈大腰筋〉

上半身と下半身をつなぐ筋肉。呼吸が浅くなったり股関節周りがかたまると、働きにくくなり、腰痛や足先の冷えにもつながる。

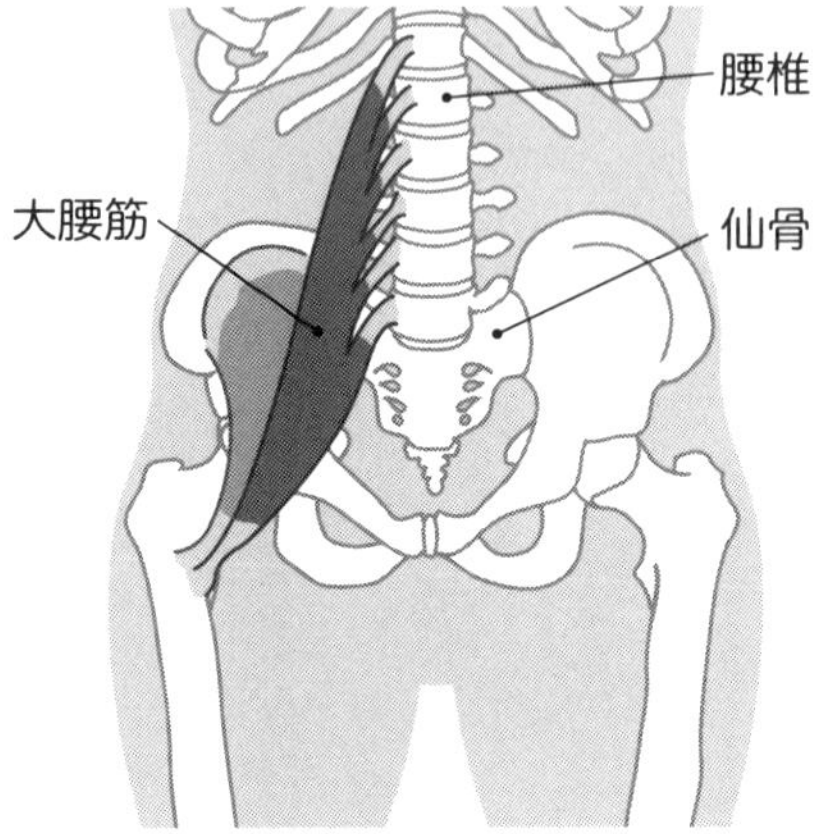

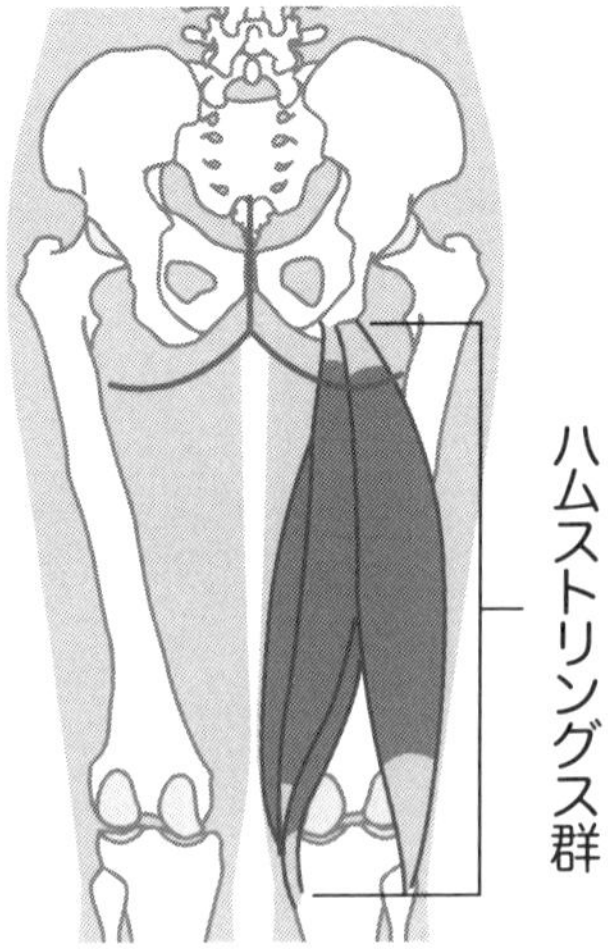

〈ハムストリングス群〉

股関節を挿んで、大腰筋と伸びたり縮んだり働き合う、もも裏にある筋肉群。ゆるめてしなやかにすると、レッグラインもキレイに整う。

大腰筋が働きやすい状態に整えよう

胸郭や上半身をゆるめたら、次は上半身と下半身をつなぐ筋肉をゆるめて整えていきましょう。

インナーマッスルである大腰筋は、外側の筋肉が力んでいると働きにくい特性があるので、まずは外側の筋肉をゆるめる必要があります。さらに、筋肉の付け根部分をゆるめることも、筋肉の働きを良くすることにつながります。大腰筋でいえば、みぞおちの奥や股関節周りをゆるめると動きが良くなります。腰椎と大腰筋はつながっているので、腰周りをゆるめることもあわせて行っていきましょう。股関節を挿んで伸びたり縮んだり働きあう筋肉＝ハムストリングスをゆるめてしなやかにすることも、血管美人な身体づくりにつながります。

〝キツく激しい運動が身体に効く〟というイメージがまだまだ大きいと思いますが、大腰筋のスムーズな動きを取り戻すには、力まずに行うことが効果的です。血管をゆるめるという観点においても、活性酸素を過度に発生させる過激な運動よりも、血管を老化させない適度な運動のほうが、血管美人を目指すためにも有効です。

また、140ページで紹介している、「股関節スクワット」のワークは、この血管美人ヨガワークだけでなく、私がお伝えしている「月経血コントロールヨガ（子宮美人ヨガ）」、「体軸ヨガ」、「産後美人になるためのメンテナンスヨガ」でも、共通して必ずお伝えしている重要なワークです。ハムストリングスを整えて、美しいレッグラインに導く効果も高く、大腰筋にもアプローチできるので、毎日実践していただきたいです。

身体づくりは、日々の積み重ねに尽きます。私自身、練習を積み重ねてきたことで身体の使い方が変わり、以前より力みが抜けて10年前よりも疲れにくくなりました。

また、体重はそれほど変わらないのに、脚のラインやウエストラインは毎年スッキリしてきています。年齢のせいにせず、これからも練習を続けて、血管をやわらかく保てる身体づくりをしていきたいと思います。

みなさんも、ぜひ練習を続けてみてくださいね。

背骨を動かして、呼吸をしやすくしてからスタート
「背骨動かしワーク」

ヨガを始める前に、まずはみぞおちを動かして、より呼吸がしやすい状態へと導くウォーミングアップを行いましょう。背骨 24 個を動かすことがベストですが、まずは胸椎 12 番と、腰椎 1 ～ 5 番の 6 つを動かしてみましょう。

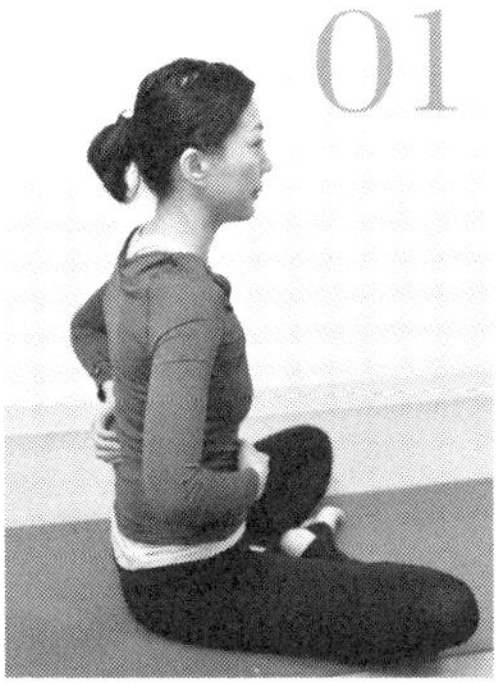

お腹、背中側ともにみぞおち（へそ上指 3 本辺り）をさわる。

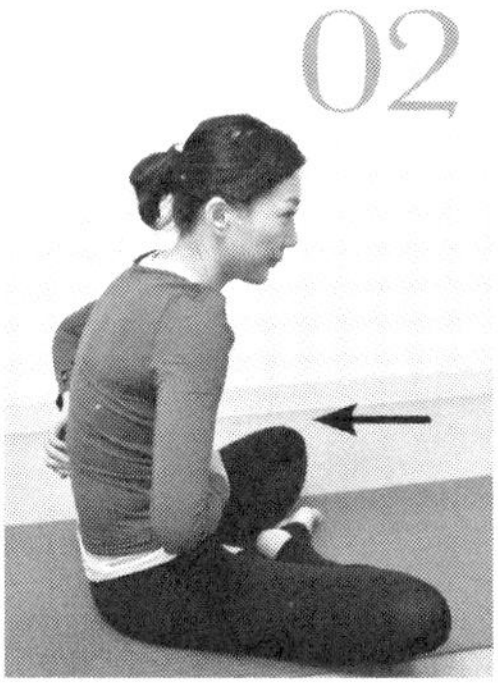

指でふれている骨を中心に、体幹部を丸める。

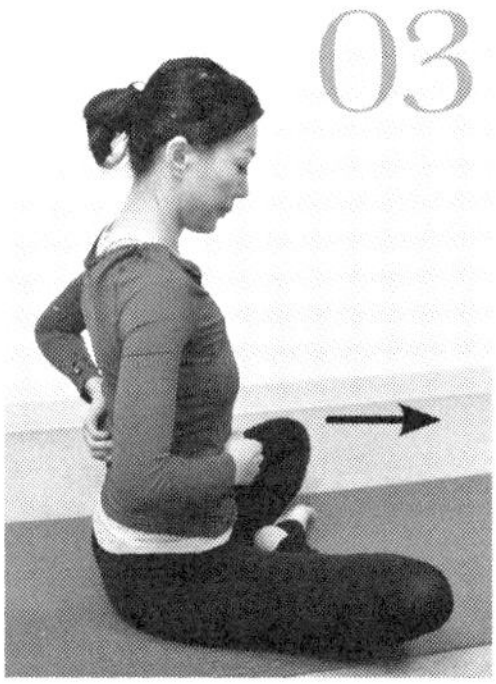

指でふれている骨を中心に前に突き出す。1 つ下の背骨に指を移動し、01 から繰り返す。
※ 1 つの骨につき 2 ～ 3 回ずつ

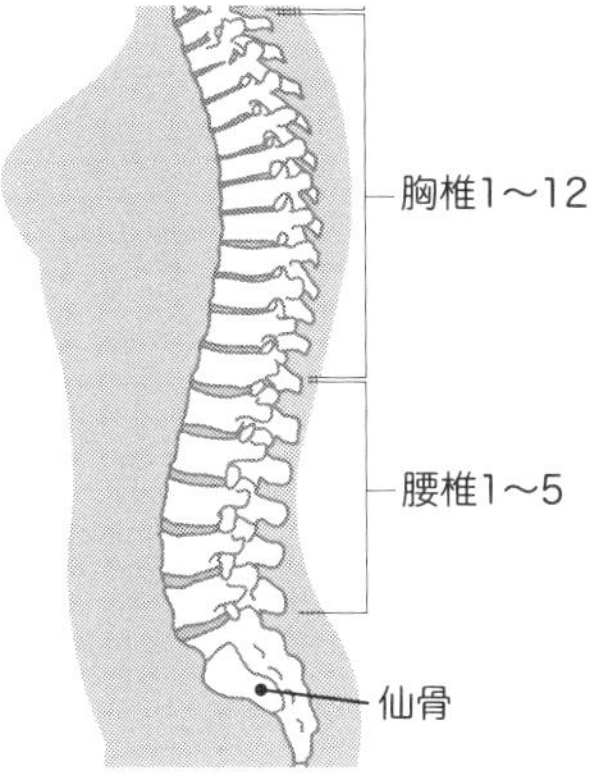

● POINT ●

みぞおちの裏あたりから、「きょく突起（背骨の背中側のとげ）にふれながら行う。胸椎 12 番から、仙骨のすぐ上の腰椎 5 番まで行う。きょく突起にふれながらひとつずつ背骨を降りていけば OK です。

お腹の奥を伸ばし、身体を快適な状態に

「みぞおちねじり」

優しく体幹をねじることでお腹の奥が伸び、腰回りをゆるめることができます。
素早く行うのではなく、身体を感じながらゆっくり行ってください。

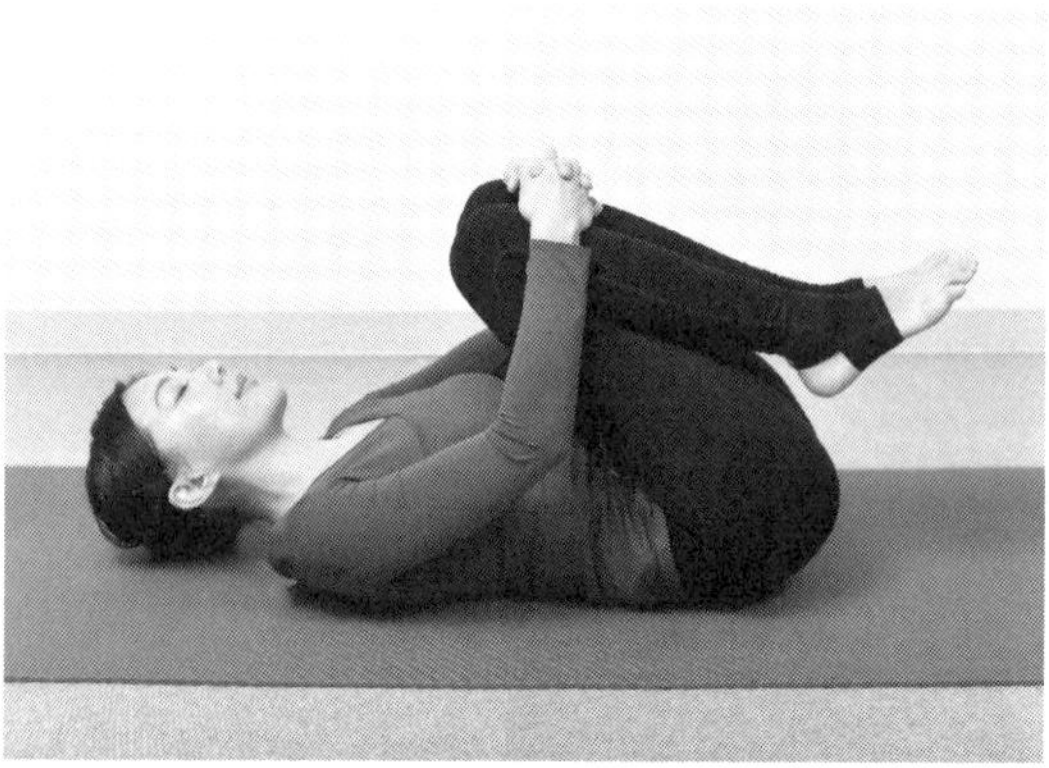

01

仰向けになり両膝を抱えて丸まり、2～3回深く呼吸する。

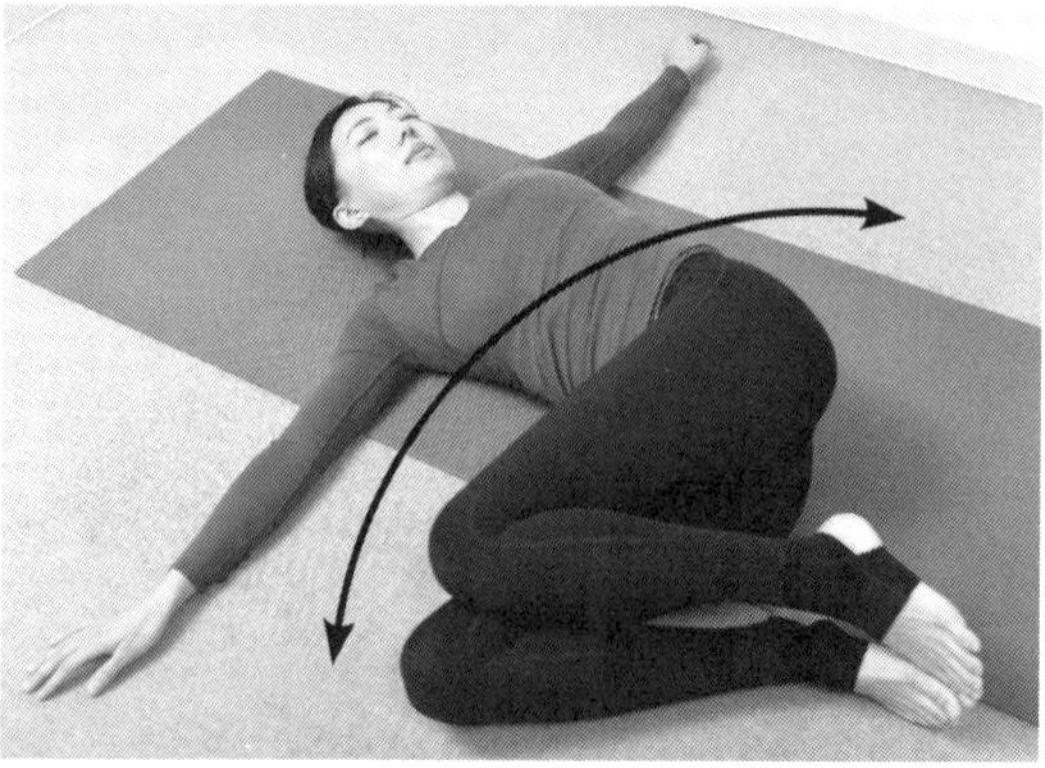

02

手を左右に開きみぞおちを少しだけ丸めながら、膝をゆっくりパタンと左右に倒す。左右各10回ずつ程度。

● POINT ●

慣れてきたら、リズムを一定にして繰り返しましょう。

股関節をゆるめて大腰筋をほぐす

「仰向けの股関節回し」

股関節をゆるめて、大腰筋が働きやすい状態をつくります。
みぞおちを丸めて行いましょう。

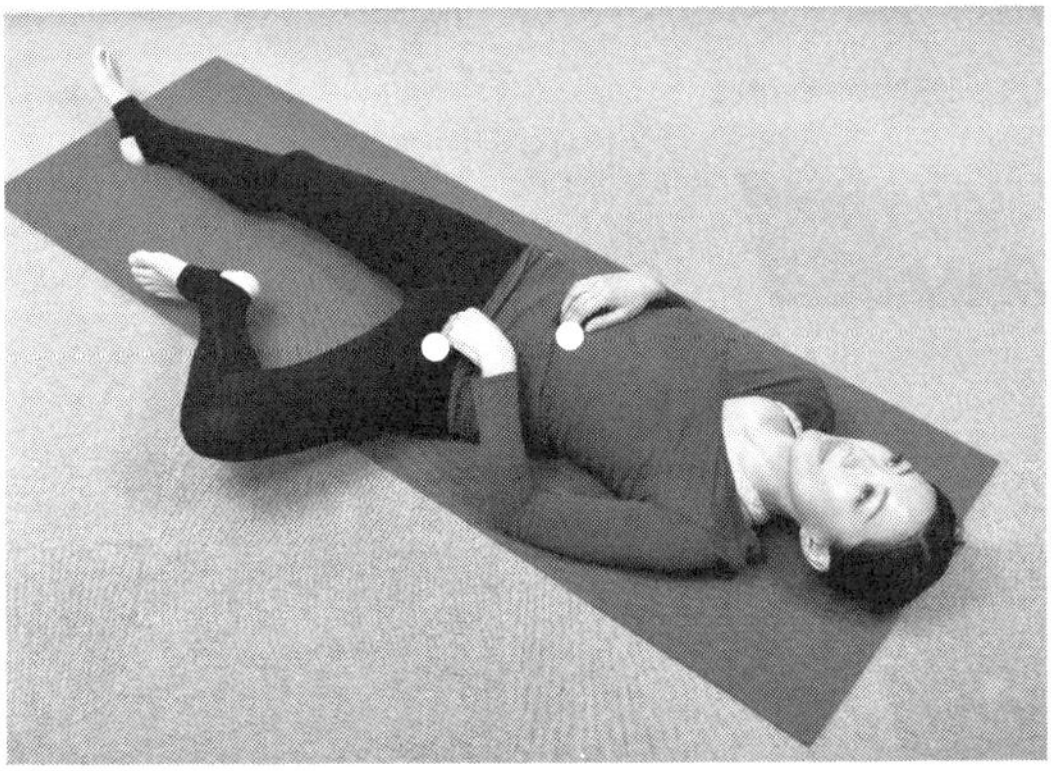

01

仰向けになり右手をみぞおちに置き、左手を脚の付け根にあてる。

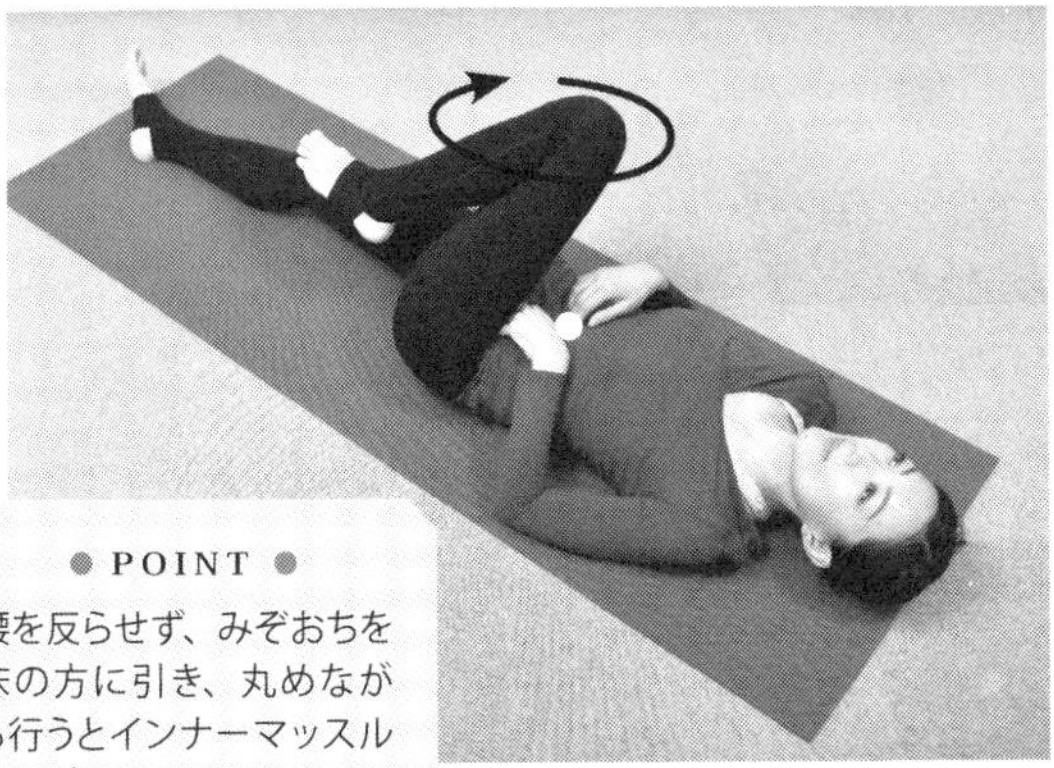

● POINT ●

腰を反らせず、みぞおちを床の方に引き、丸めながら行うとインナーマッスルにアプローチできます。

02

みぞおちを丸めるようにし、左膝を胸に引きつける。膝で円を描くように脚を回す。10回程度行う。反対側の脚も同様に。

体幹部をねじってゆるめる

「ひねった猫のポーズ」

上体をマットにあずけて、体幹をねじってゆるめます。
呼吸と共にマットに上半身の重さをあずけるイメージで、
力を抜いて行いましょう。

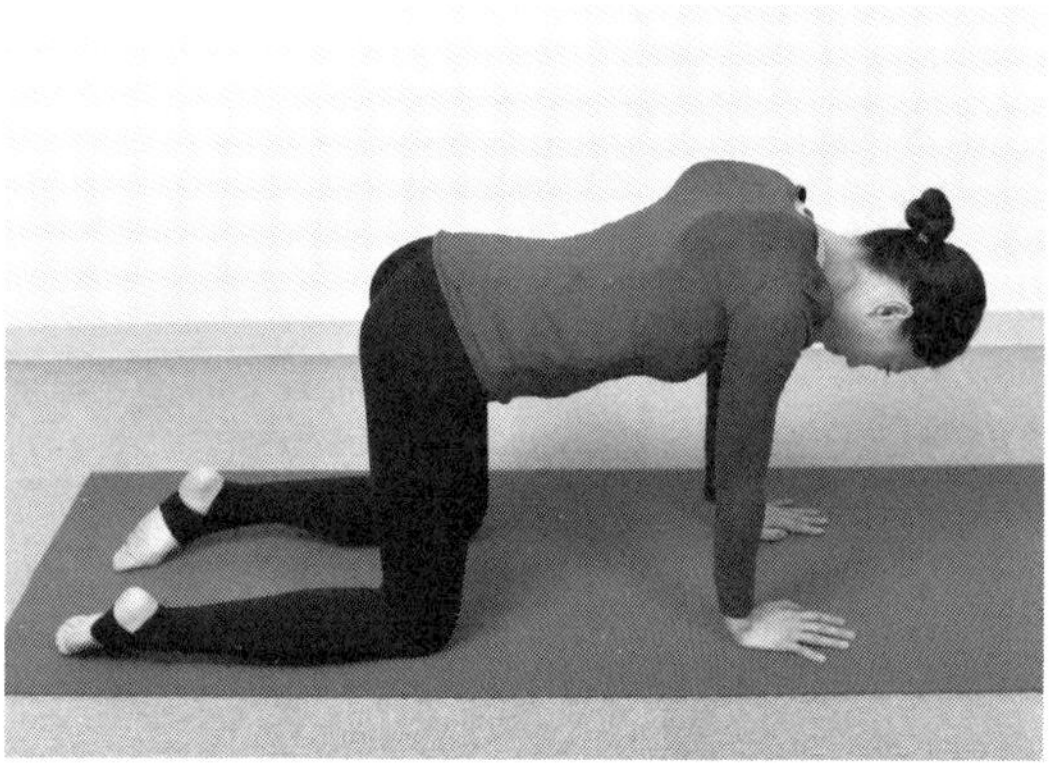

01

よつんばいになる。脇をしめ、腕周りに余計な力が入らないようにする。

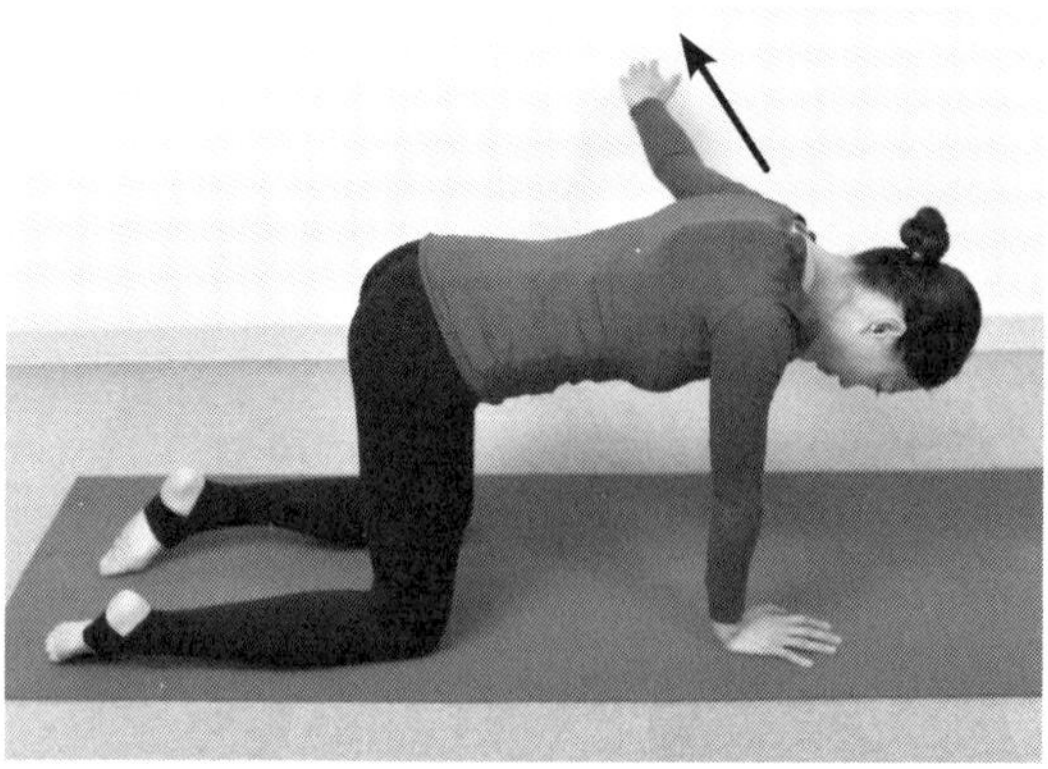

02

左の腕を横にあげる。
手の平は下向きに。

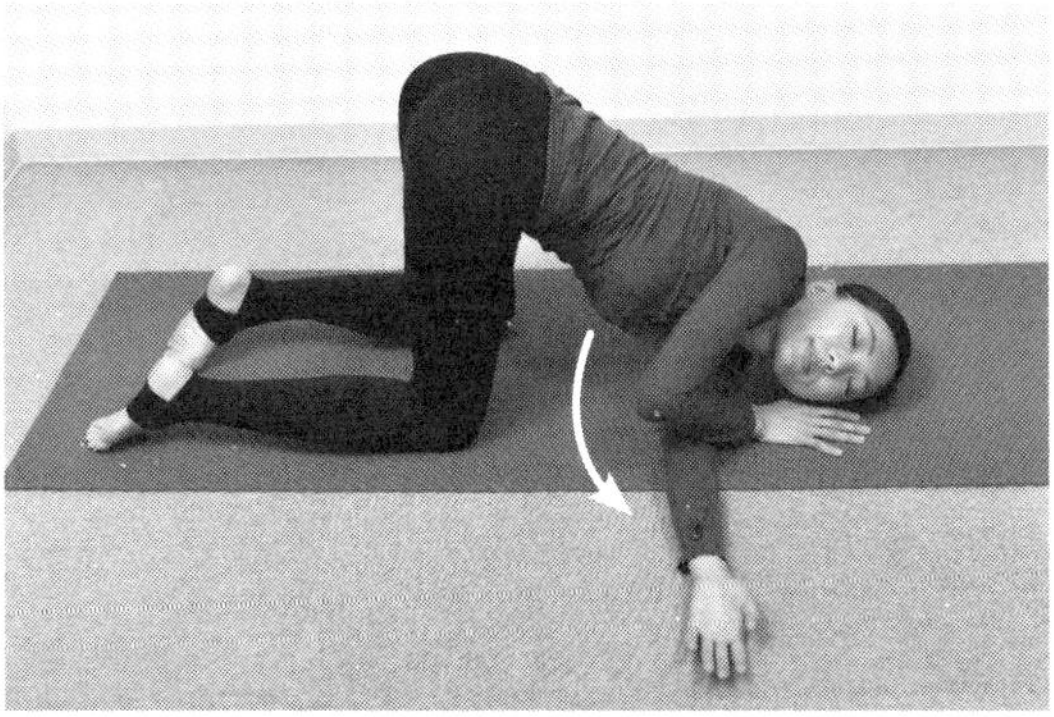

03

胸の下に左腕を通し、顔を横向きにして頭を床につける。みぞおちを意識してゆっくりねじる。

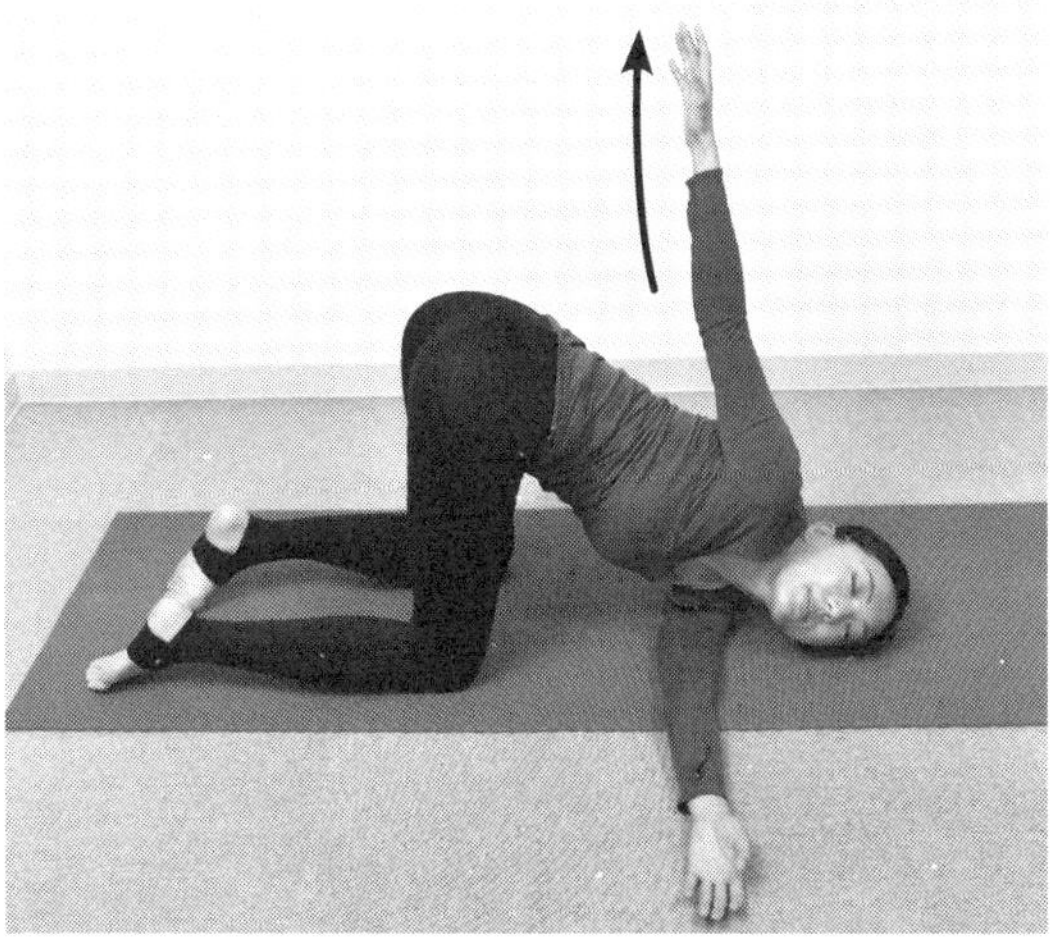

04

右手を上にあげる

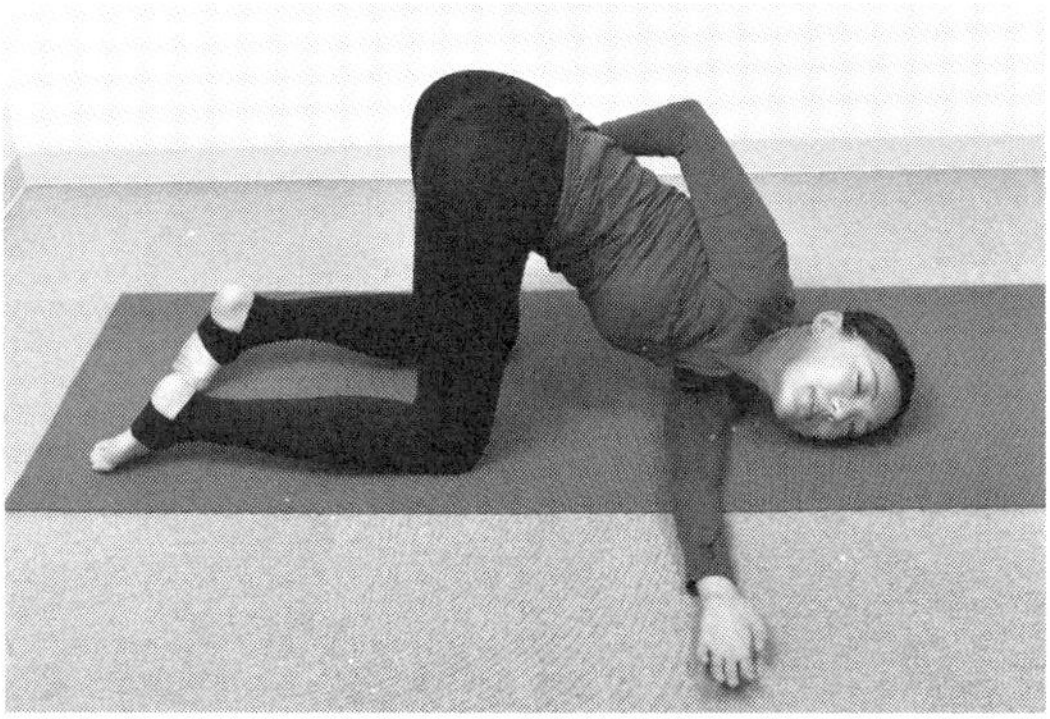

05

右手を左脚の付け根におき、3～5呼吸おく。反対側も同様に行う。

● POINT ●

脚の付け根に手が届かない場合は、届く場所でOK！

体幹部をねじって、身体全体をゆるめる

「坐位のねじり＆もも裏のばし」

みぞおちを支点にして体幹部をねじってゆるめていきます。
もも裏を伸ばす際に、膝はゆるめておきましょう。

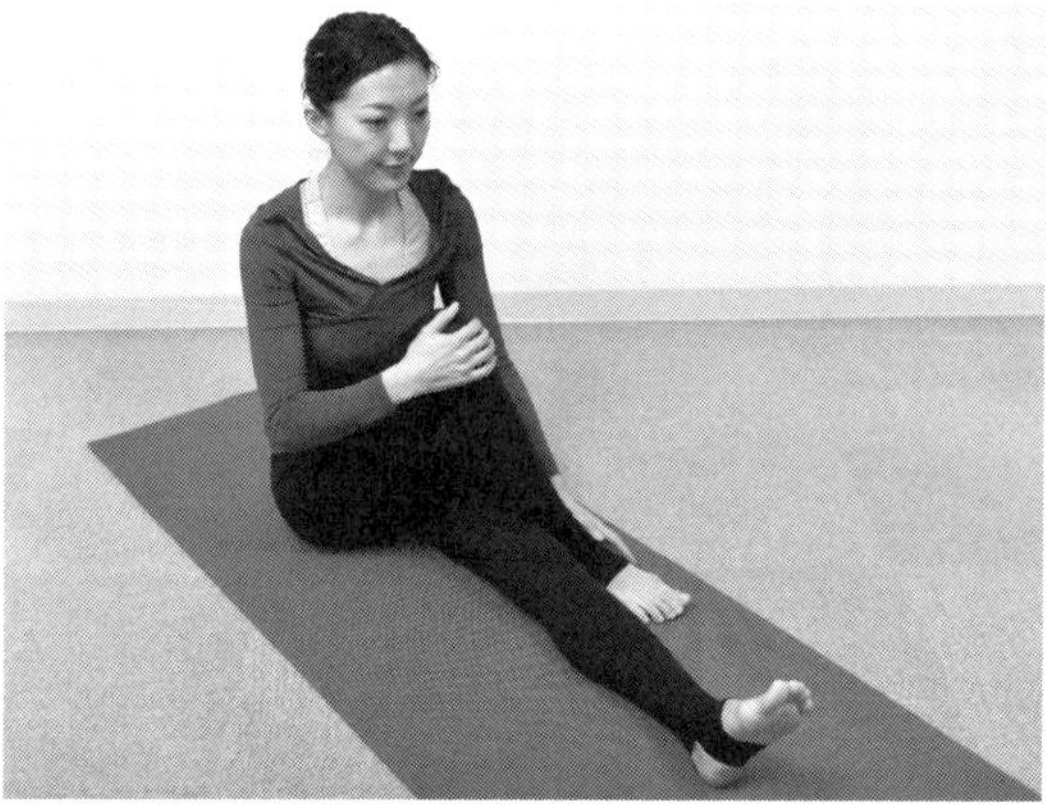

01

長座になり、右膝を左膝の横に立てる。

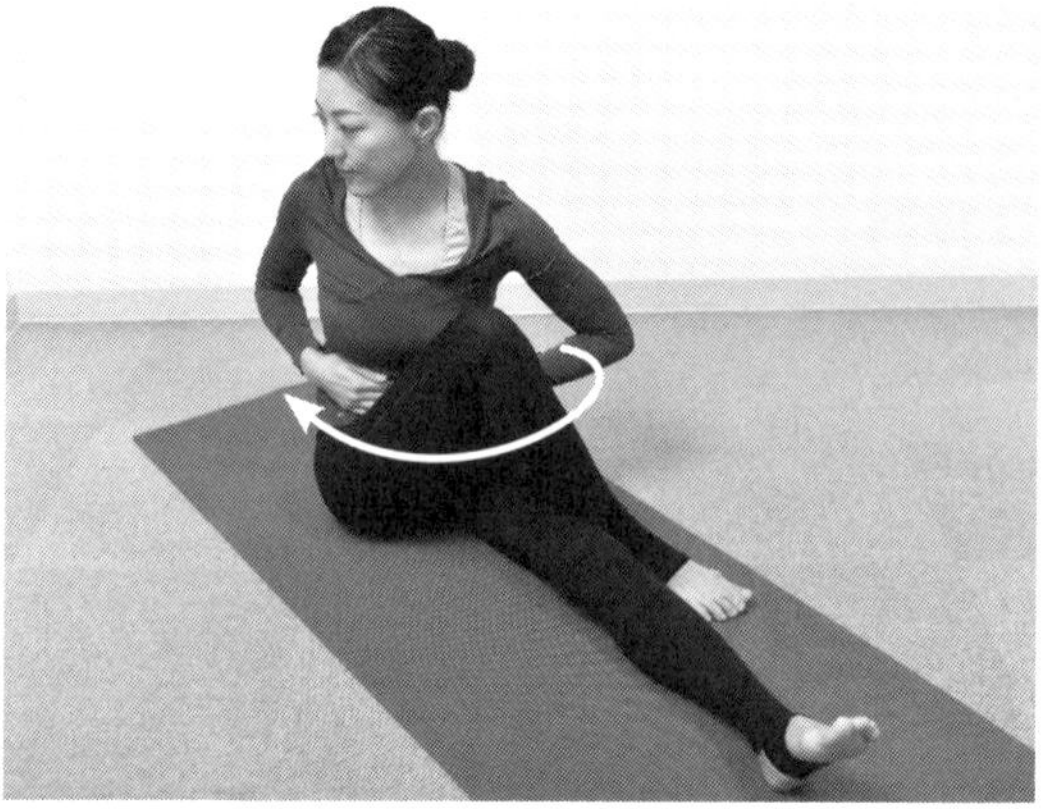

02

みぞおちをさわりながらお腹を丸め、右に振り返りねじる。

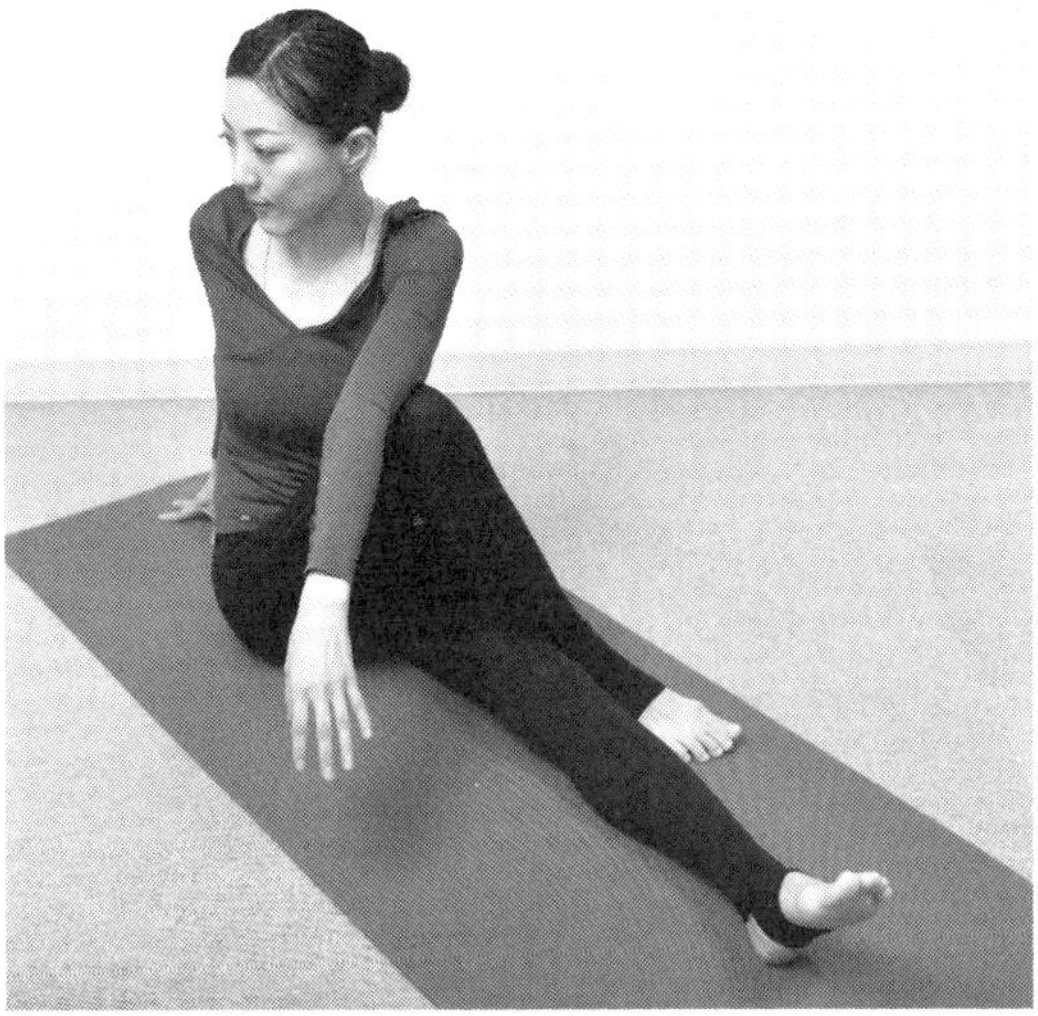

03

そのまま左腕を伸ばし、右脚の上にかけ、ねじりの状態をキープする。
※体幹部が倒れないように注意

● POINT ●

身体がかたいと脚に力が入りやすくなるので、ピンと伸ばしきらず、膝をゆるめておきましょう。

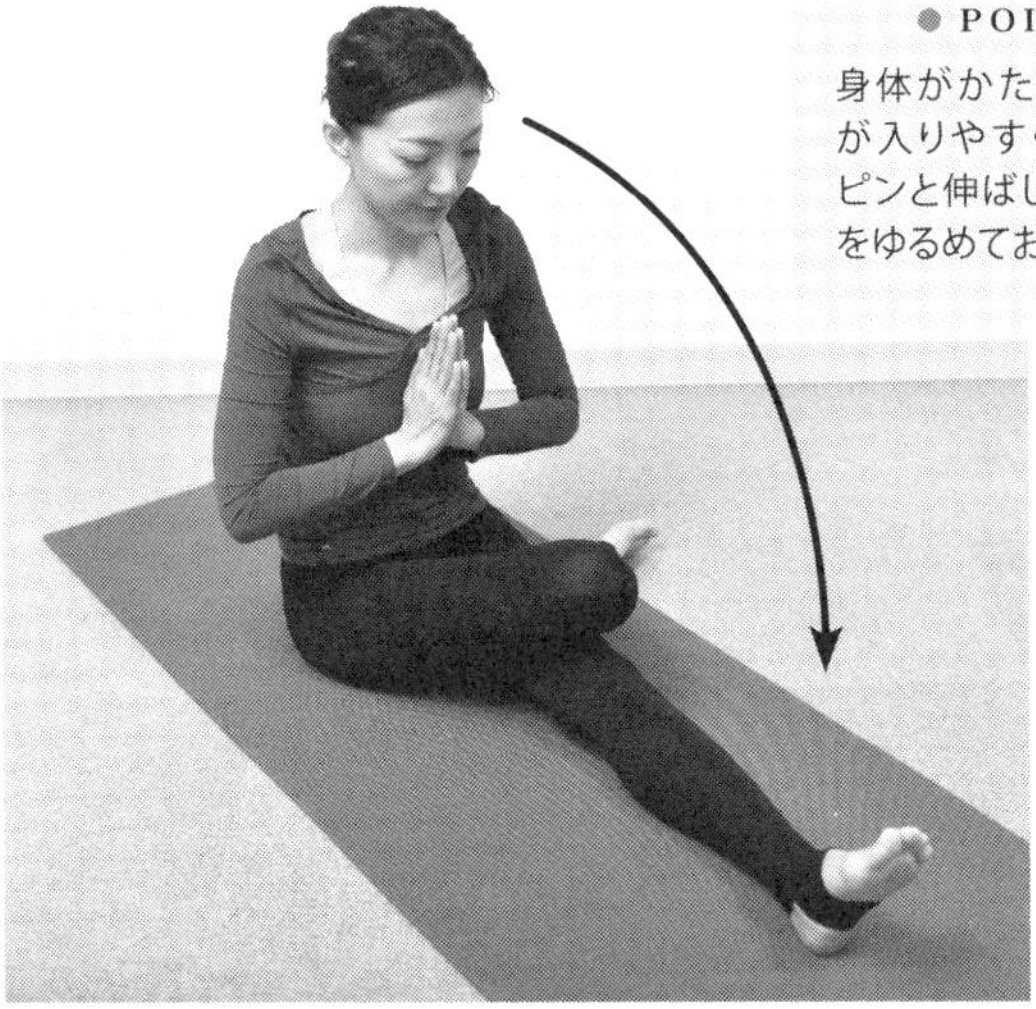

04

右脚を手前に引き、胸の前で合掌する。会陰から頭頂までまっすぐ一本のラインを意識。脚の付け根から、お尻を突き出すイメージで前に少し倒れ、5呼吸おく。反対側の足も同様に行う。

美しい姿勢やレッグラインをつくる必須ワーク

「股関節スクワット」

股関節を支点にしてお尻を突き出し、ハムストリングスと大腰筋を同時に整えます。美しいレッグラインや姿勢をつくることができる、血管美人ヨガの必須ワークです。

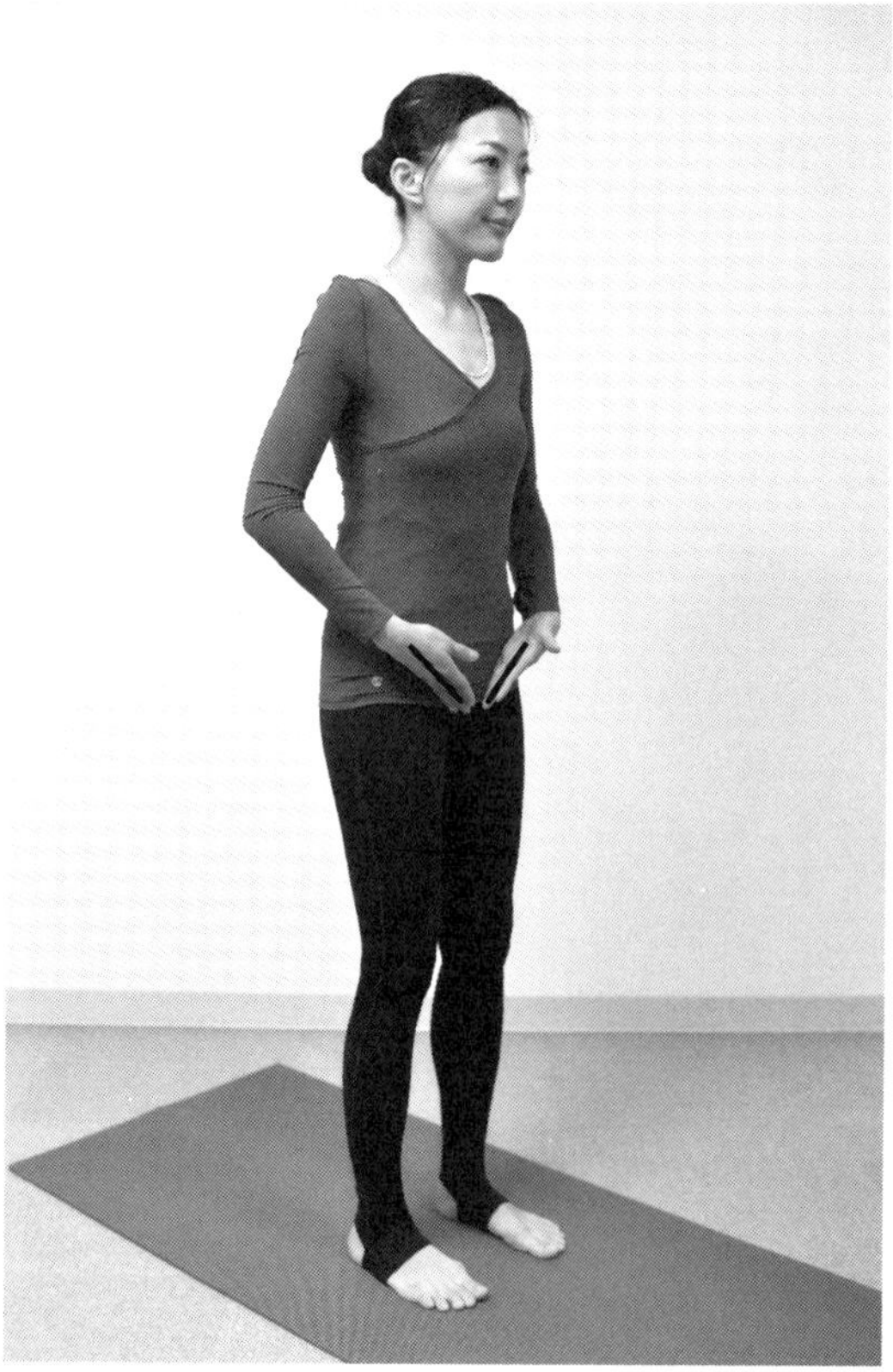

01

腰幅に脚を開く。この時、小指側の側面を並行に保つ。膝をゆるめて、股関節に手をあてる。

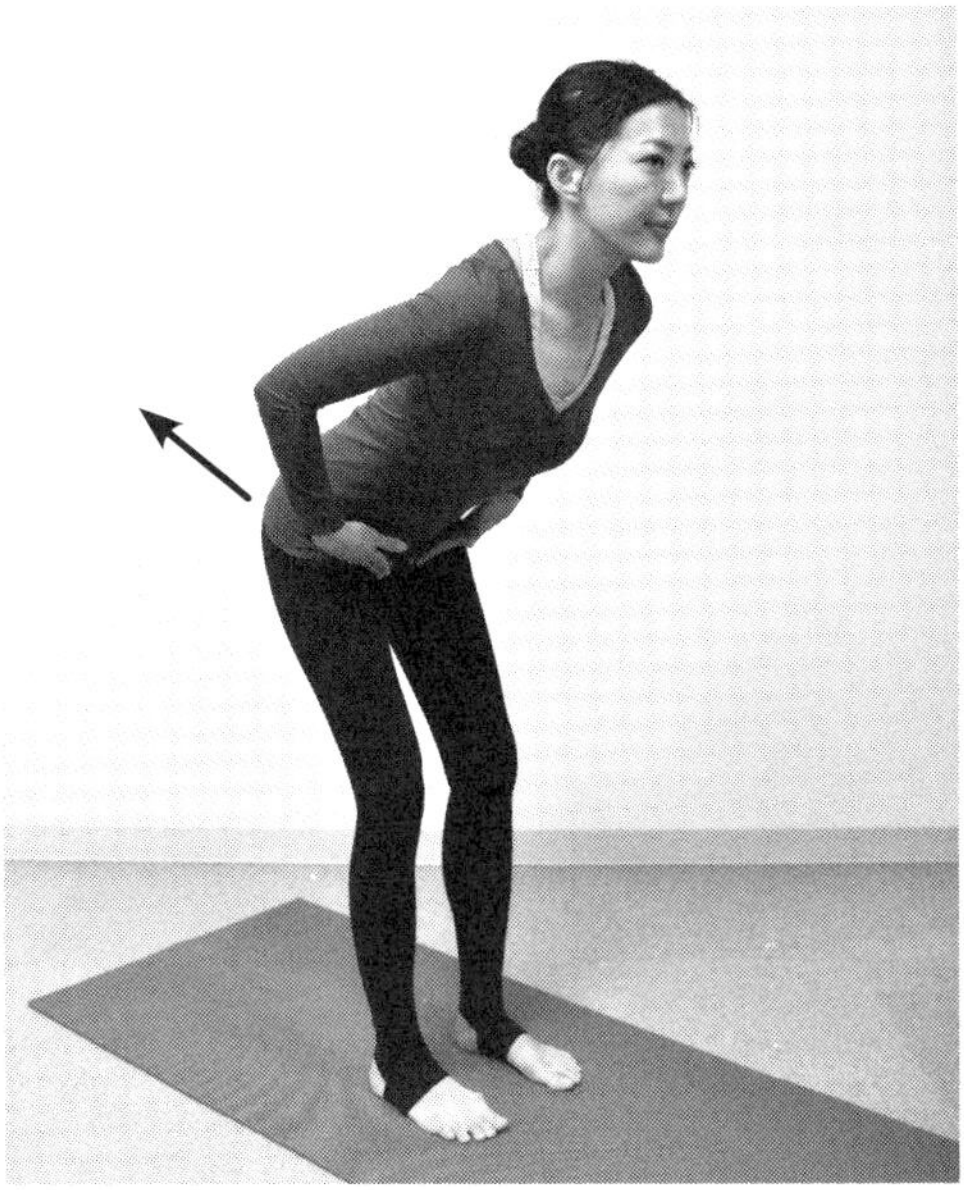

02

股関節を後ろに押し込むようにして、そのまま、お尻を後ろに突き出していく。すねは床に対して垂直に保つ。

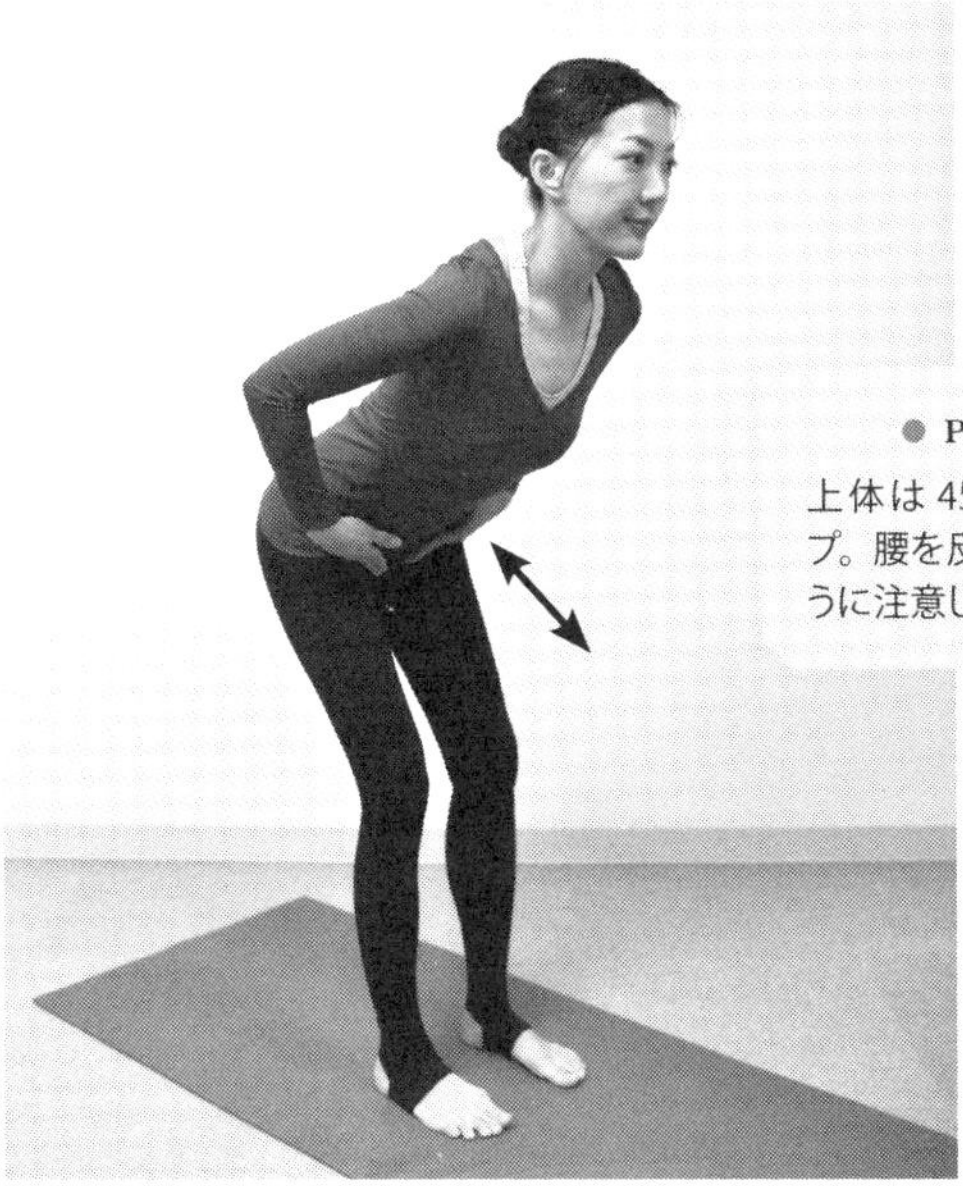

● POINT ●

上体は 45 度程度をキープ。腰を反らせ過ぎないように注意しましょう。

03

そのまま、股関節を支点にして振り子のように上半身を小さく5 ～ 10 回程度、前後に揺らす。

連続で行う
血管美人ヨガミニシークエンス

ワークに慣れてきたら、身体全体を動かしていきましょう。
普段、運動していない方には最初はきついと感じるかもしれませんが、
これまでの身体をゆるめるワークをしっかりやった後、
毎日１つずつでもチャレンジしてみてください。

大腰筋をしなやかに効かせて体幹を使う

「プランクからのミニシークエンス Part1」

背中をゆるめることができると、腕の力だけでなく、体幹の力を上手に連動して使えるようになっていきます。みぞおちをしっかり丸めることを意識して、大腰筋を効かせてしなやかにしていきましょう。

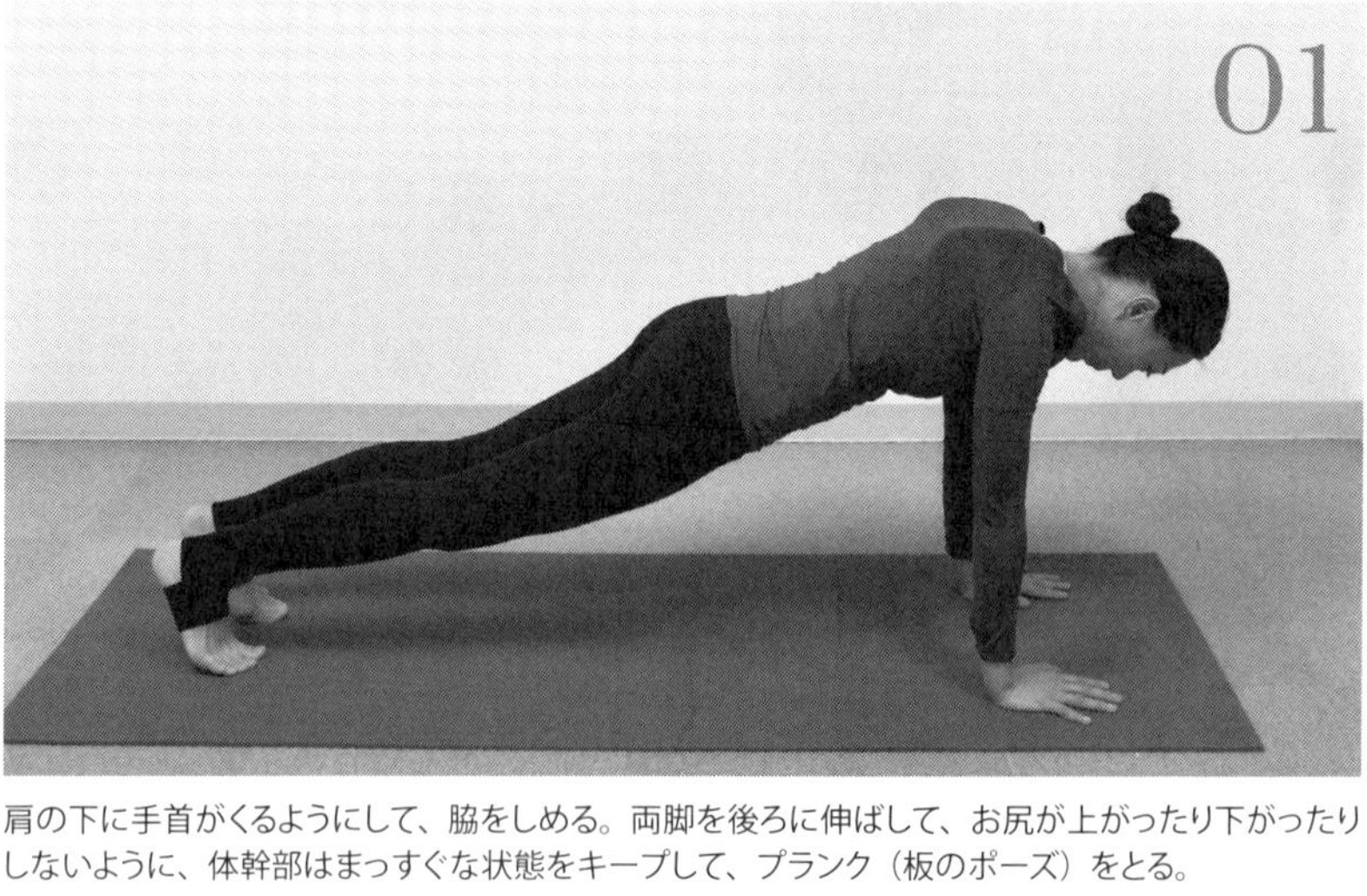

肩の下に手首がくるようにして、脇をしめる。両脚を後ろに伸ばして、お尻が上がったり下がったりしないように、体幹部はまっすぐな状態をキープして、プランク（板のポーズ）をとる。

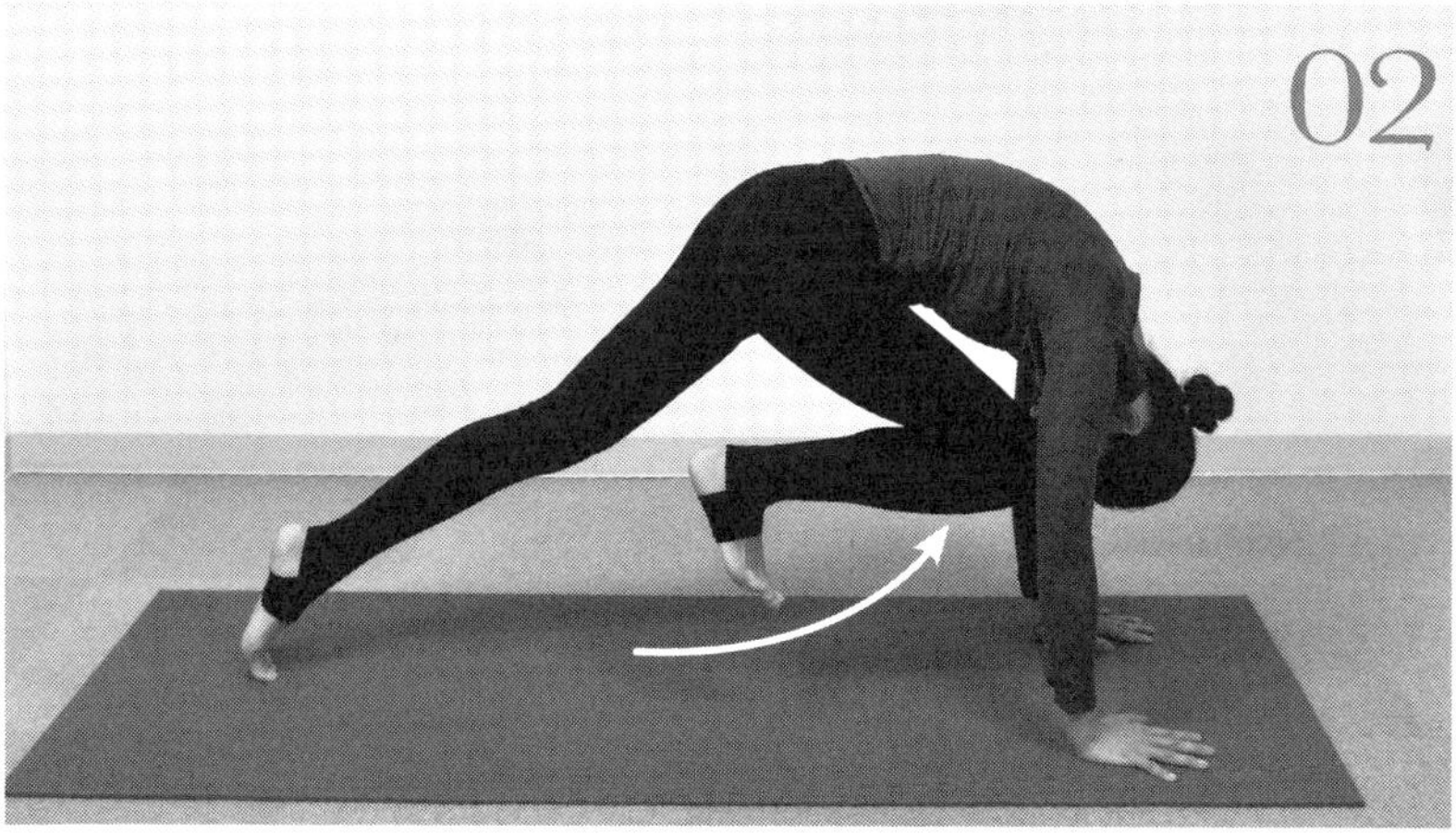

みぞおちを丸めるようにして、膝を胸の方に引きつける。反対の脚も行い、2 回繰り返す。

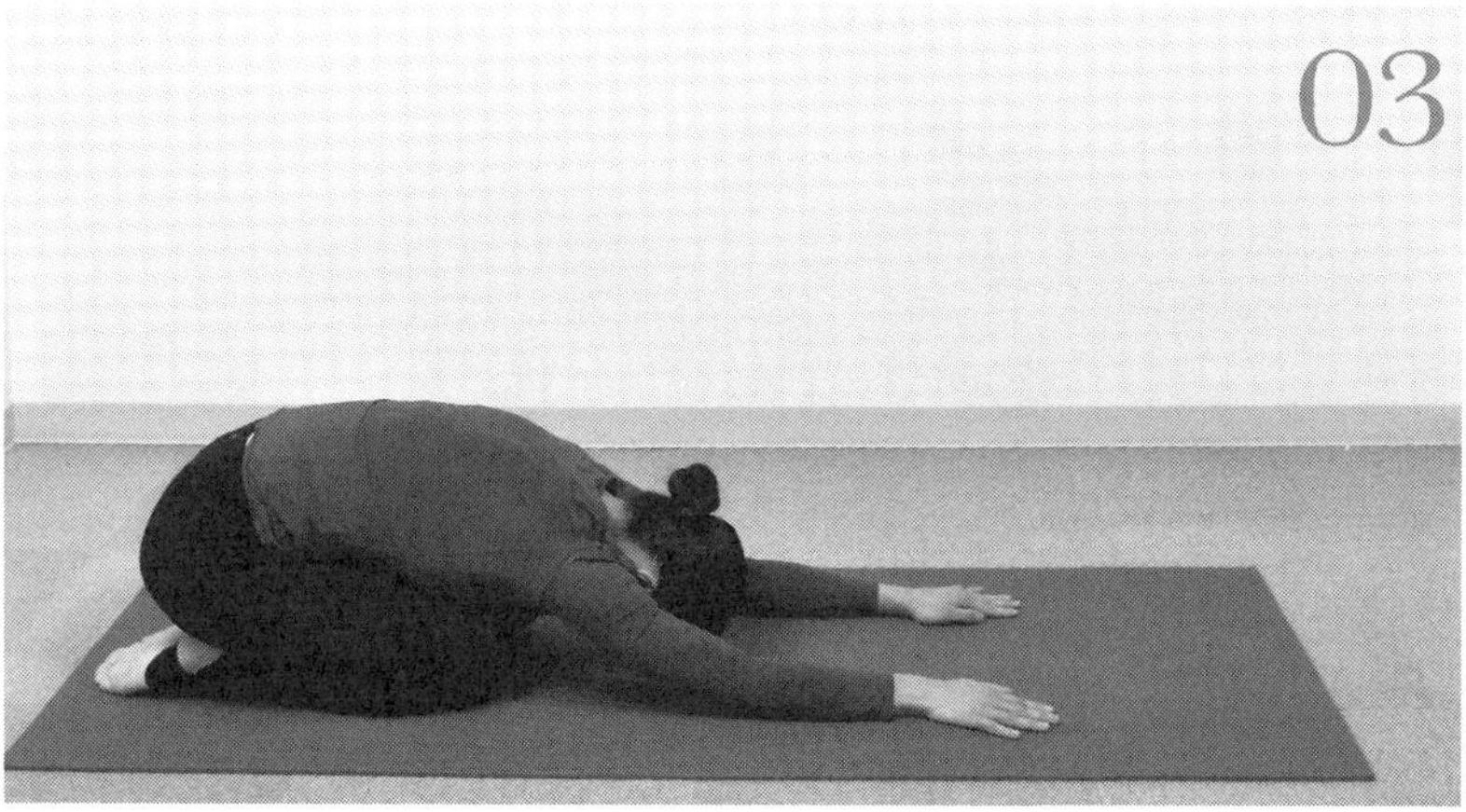

かかとにお尻をのせ、おでこをマットにつける「子どものポーズ」でリラックス。

● POINT ●

01 の手を付く時は中指をまっすぐ伸ばし、手首のシワがマットのエッジに揃うようにし、脇（腕の付け根の背面側）をしっかり締める。このワークの前に 118、119 ページの「腕の付け根と脇をほぐすワーク」を行いましょう。

身体の背面を気持ち良く伸ばす

「プランクからのミニシークエンス Part2」

続けて、プランクからのミニシークエンスのパート２を紹介します。
ここではお腹の奥を使うと共に、さらに身体の背面を気持ち良く伸ばします。

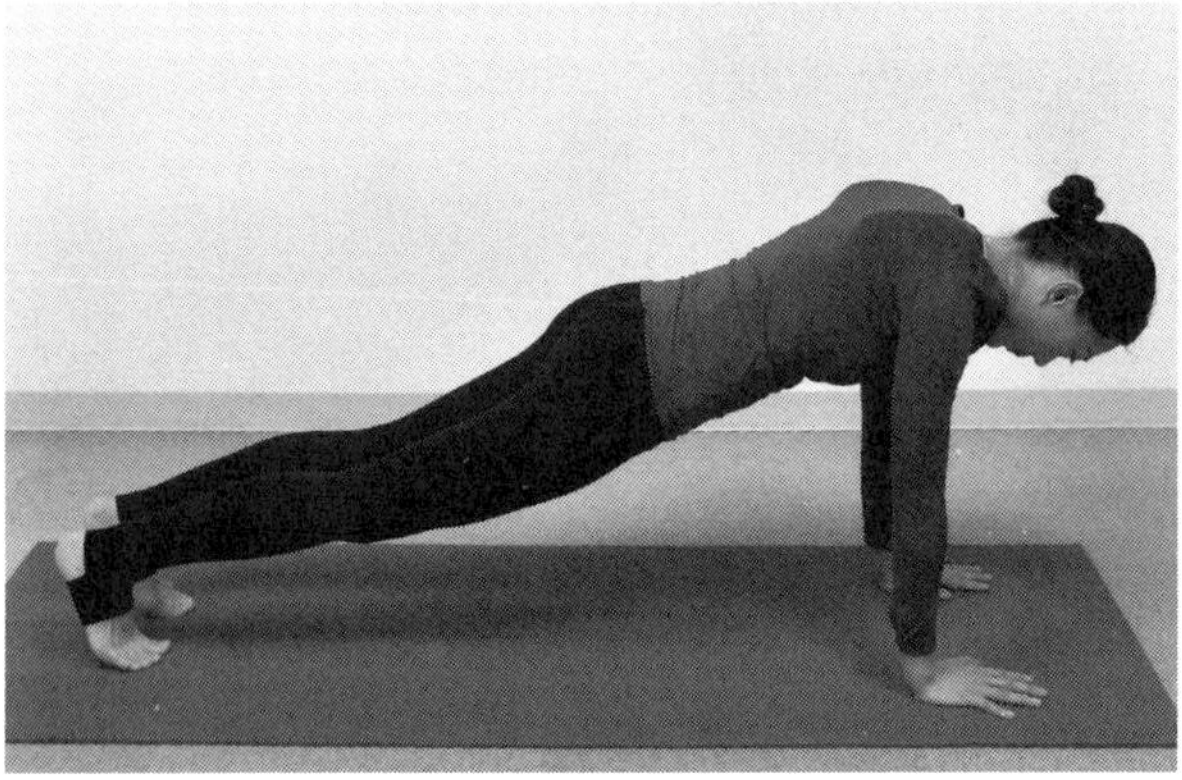

01

肩の下に手首がくるようにして、脇をしめる。両脚を後ろに伸ばして、お尻が上がったり下がったりしないように、体幹部はまっすぐな状態をキープして、プランク（板のポーズ）をとる。

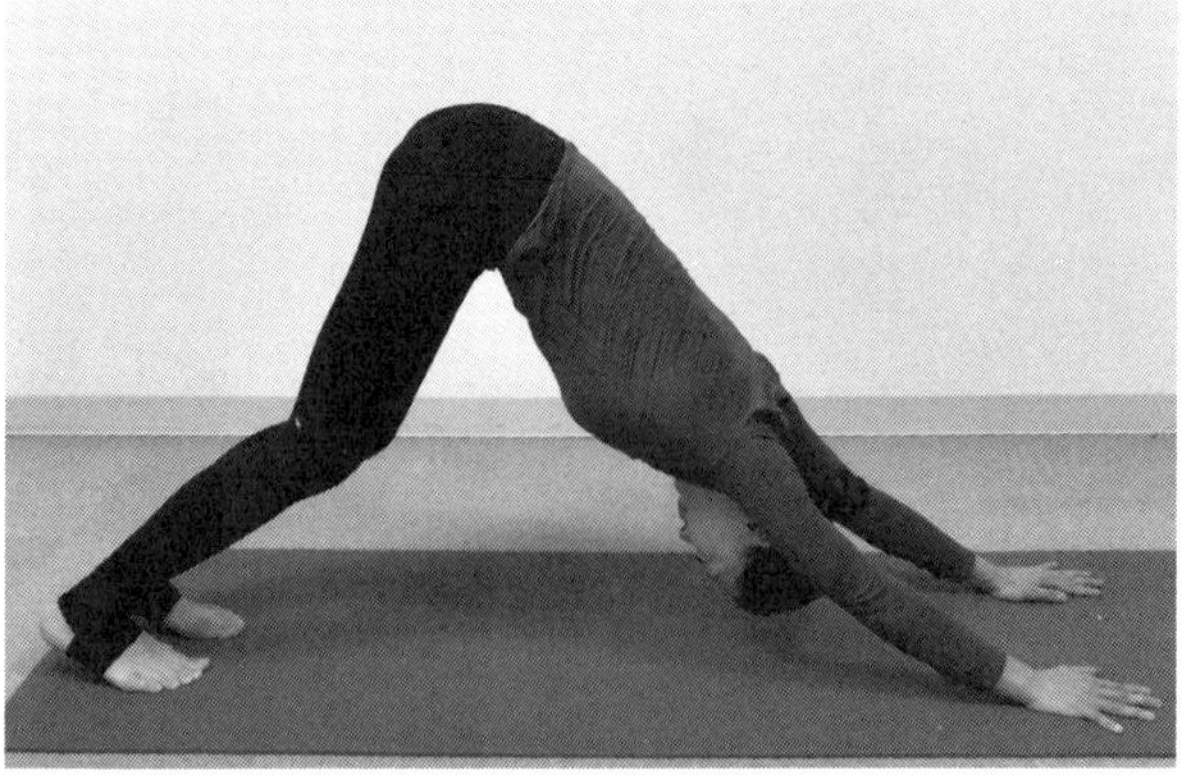

02

脚のつけ根を引き込むようにして、背中をまっすぐにしてお尻を突き上げる。この時、膝は曲げておく。へその辺りを天井から吊られるようなイメージを持つと、手だけに体重が乗りにくい。

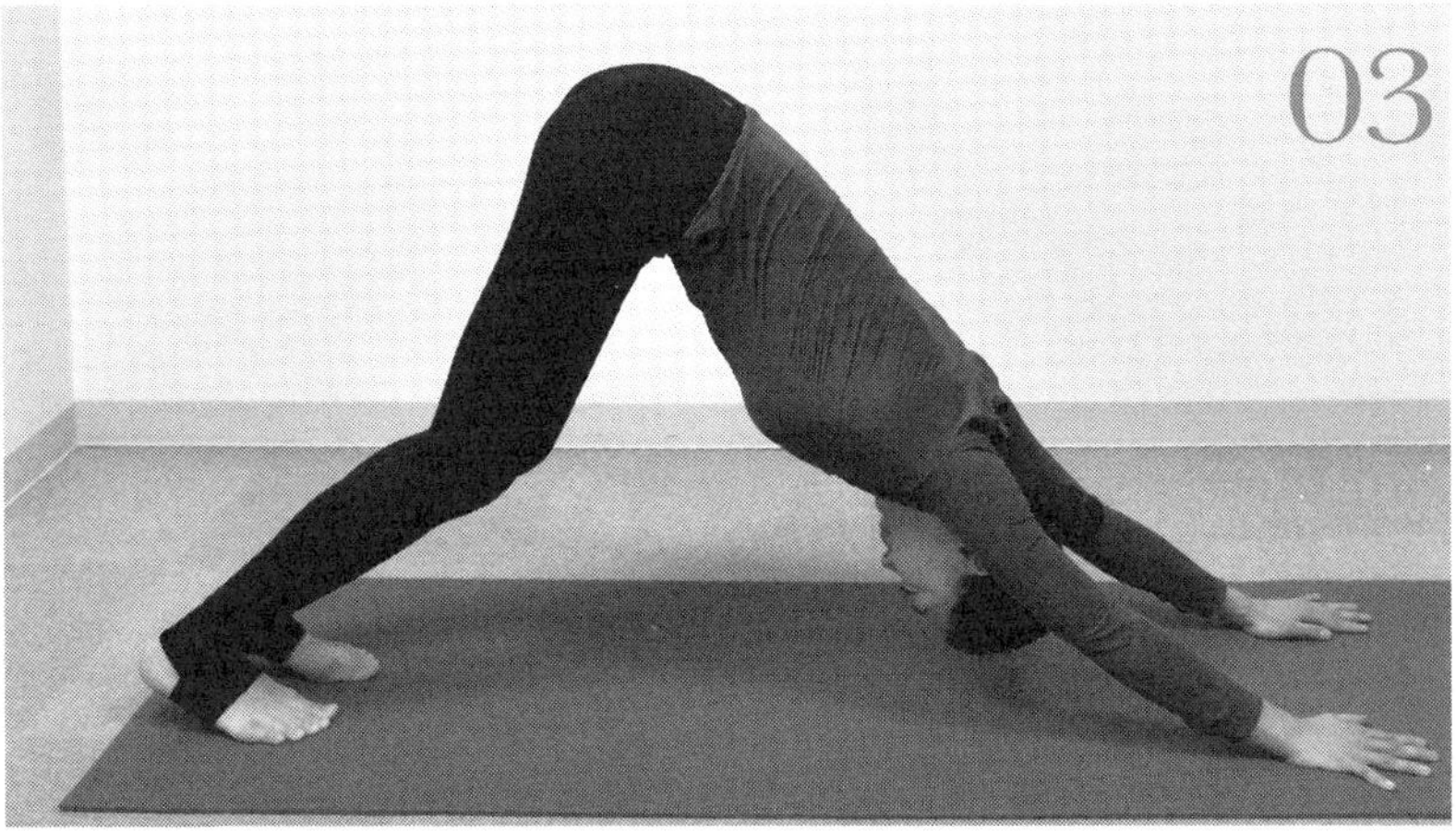

かかとを力まない範囲でおろしたら、お尻を突き出してもも裏を伸ばしていく。この時、前ももや膝周りはなるべく力を抜く。膝を伸ばそうとするのではなく、お尻を突き出すことを意識して行う。

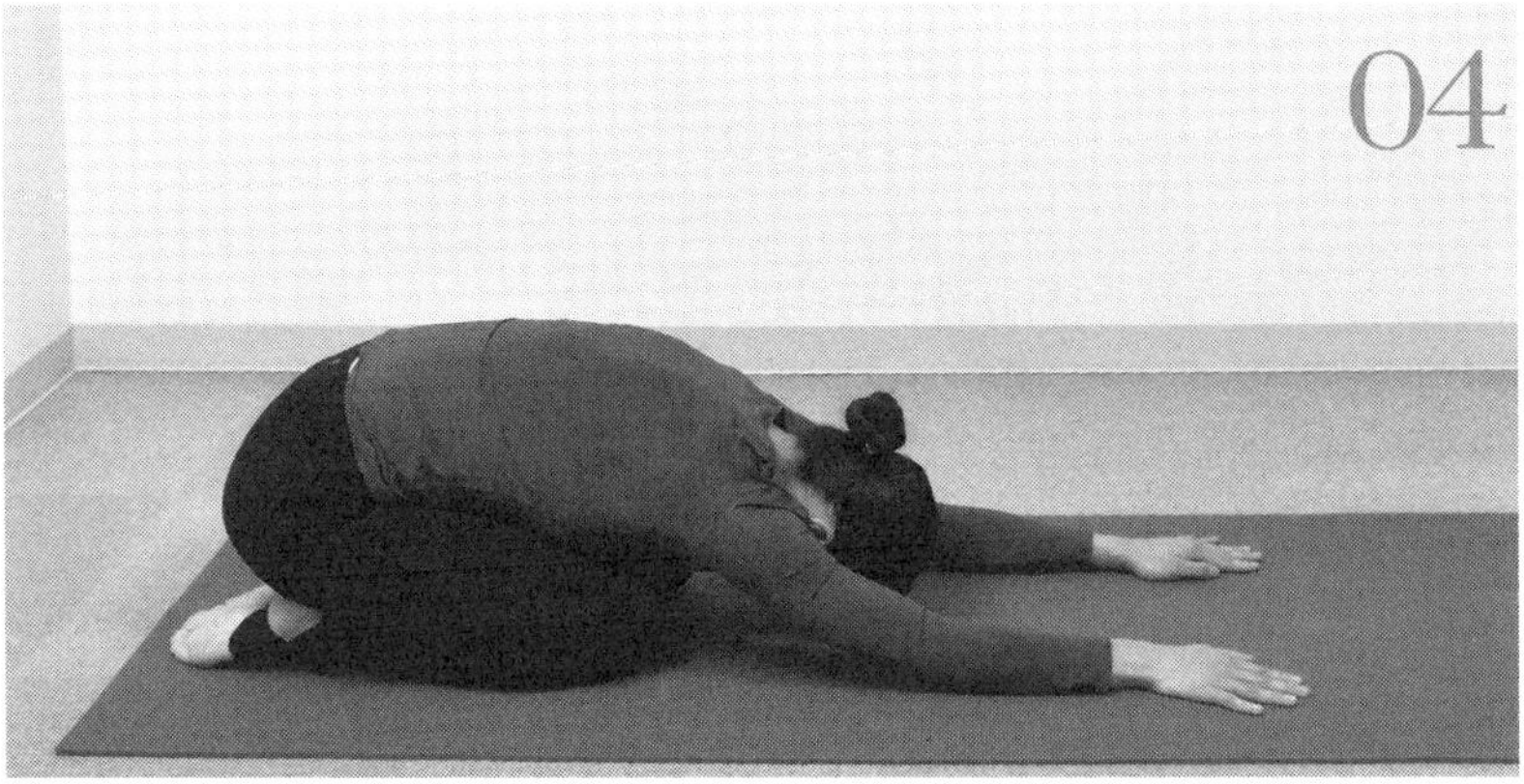

かかとにお尻をのせ、おでこをマットにつける「子どものポーズ」でリラックス。

● POINT ●

01 の手を付く時は中指をまっすぐ伸ばし、手首のシワがマットのエッジに揃うようにし、脇（腕の付け根の背面側）をしっかり締める。02 でお尻を持ち上げる時は、足の付け根を意識して引き込むようにしましょう。※このワークの前に 118、119 ページの「腕の付け根と脇をほぐすワーク」を行いましょう。

お腹の奥を伸ばして胸を開く

「胸を開くうつ伏せのミニシークエンス」

うつ伏せでの呼吸は、背面や横面のこわばりをほどき、呼吸の改善につなげてくれます。ポーズをとることでお腹の筋肉を伸ばして胸を開きます。最後は丸くなって背骨や腰周りをゆるめてリラックス!

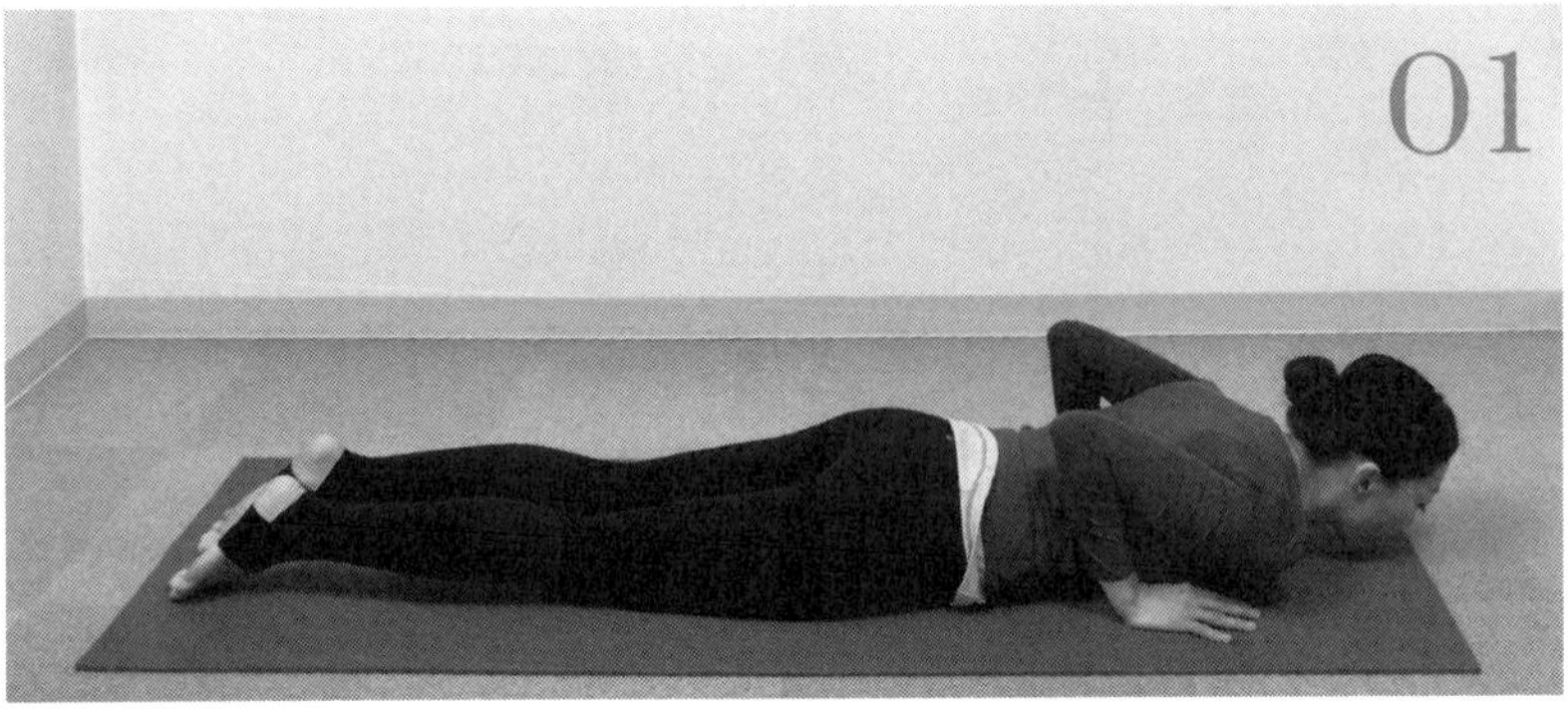

うつ伏せに寝て背面を意識して３呼吸。その後、胸の横に手を付く。

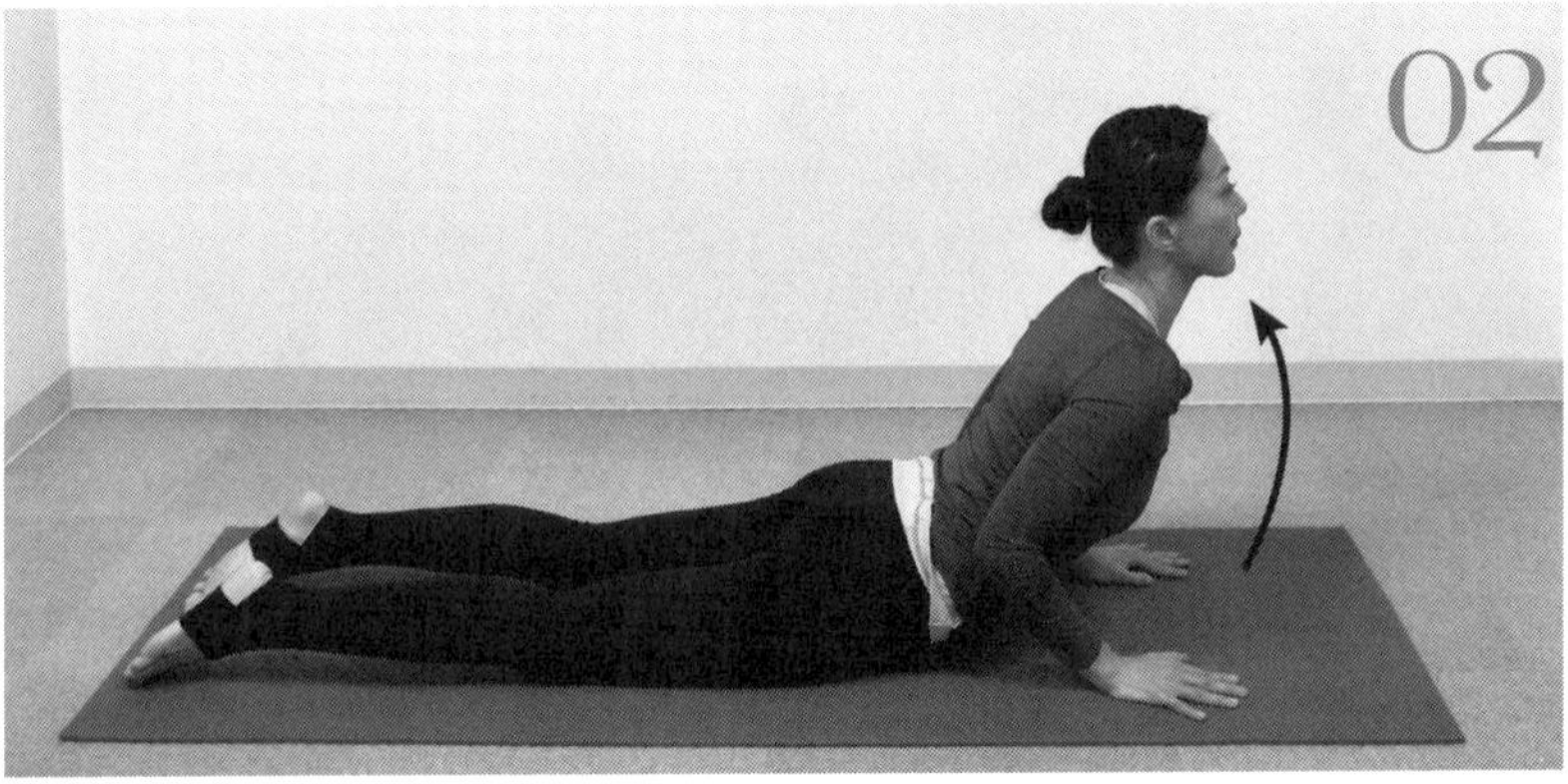

脇をしめて上体を起こす。

● POINT ●

耳と肩が近づき過ぎないようにしっかり脇を締めましょう。腰の反らせ過ぎに注意。

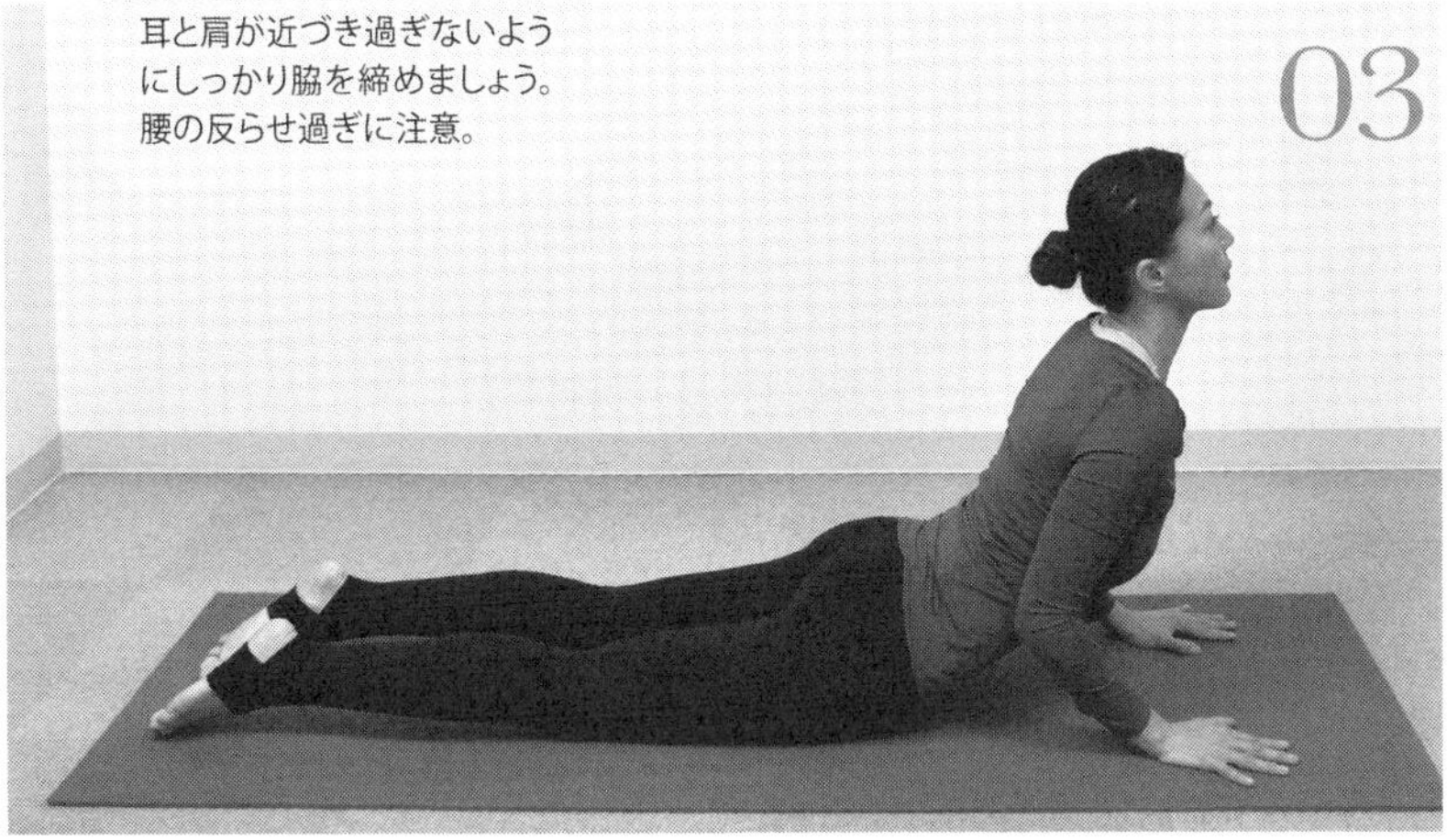

余裕があれば、手でぐっとマットを押してさらに身体を持ち上げる。

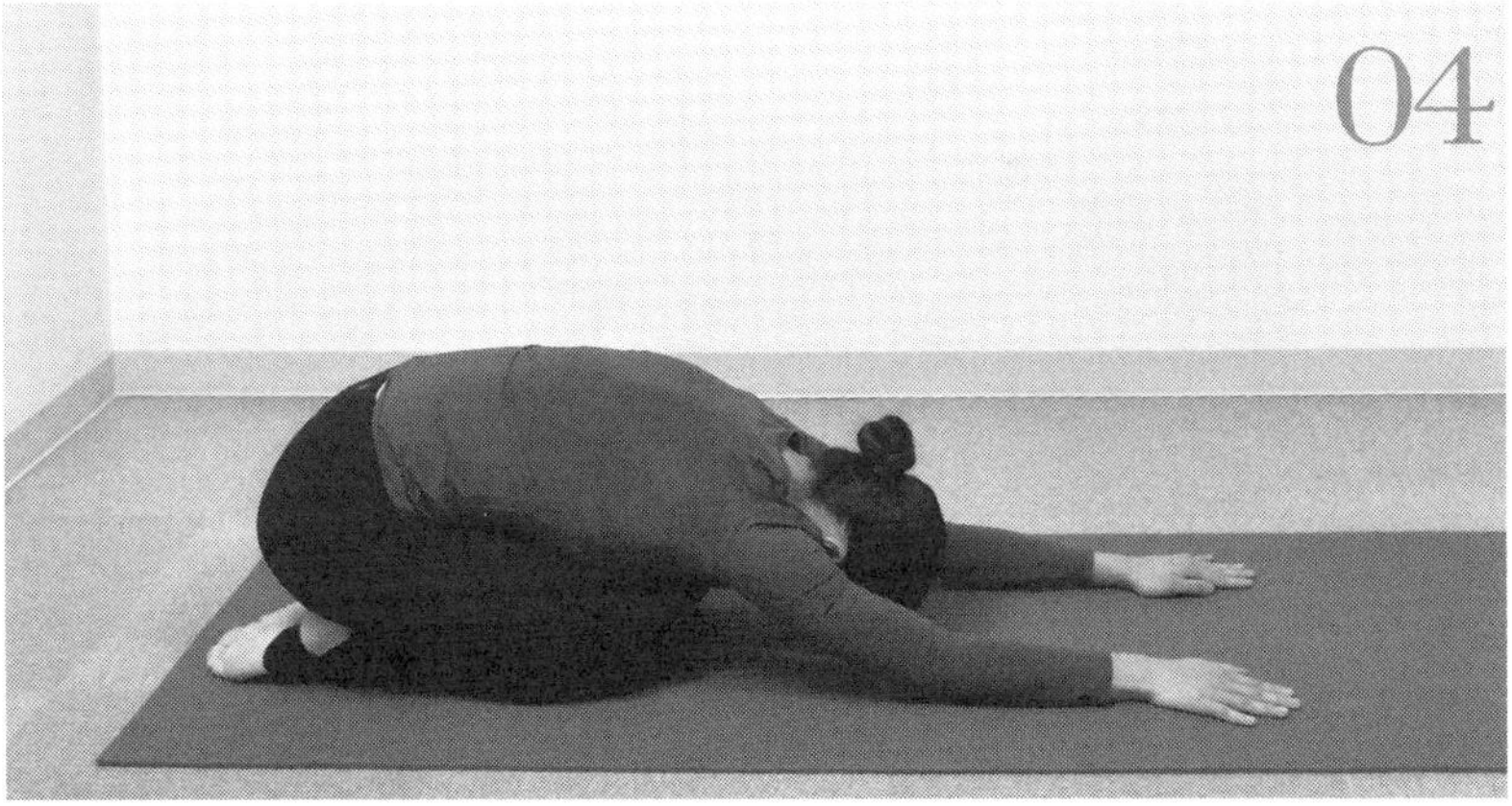

かかとにお尻をのせ、おでこをマットにつける「子どものポーズ」でリラックス。5 呼吸程度おく。

体幹部のつまりをほどく

「姿勢を整えるミニシークエンス」

身体の側面を伸ばして体幹部のつまりをほどきます。
もも裏やお腹の奥の働きを良くする股関節スクワットを続けて行い、
最後にみぞおちをさわって姿勢を整えます。

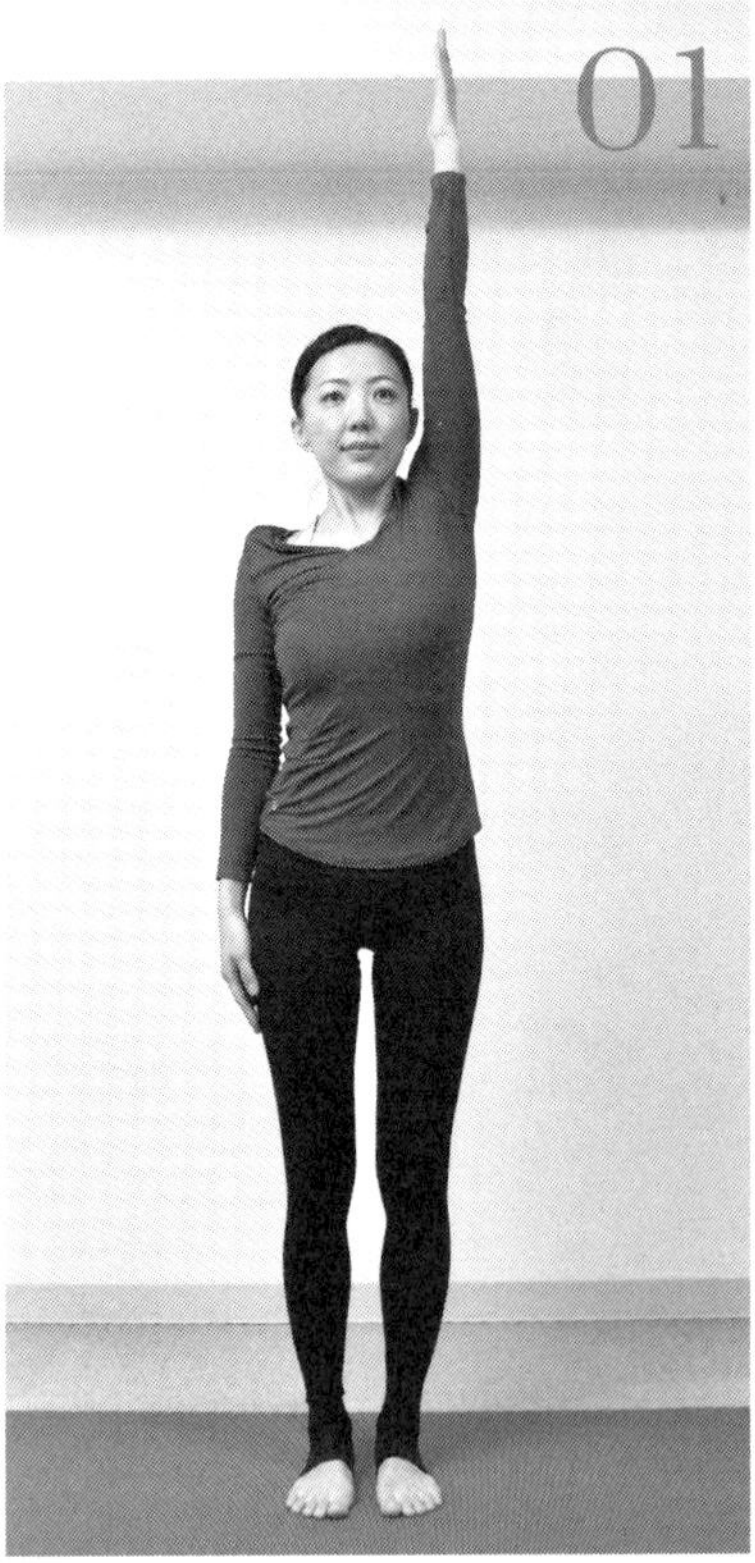

片手を伸ばし真上に伸びる。この時、伸ばしている側の足が浮かさないようにする。5呼吸ほどゆっくり鼻呼吸を行う。反対側も同様に。

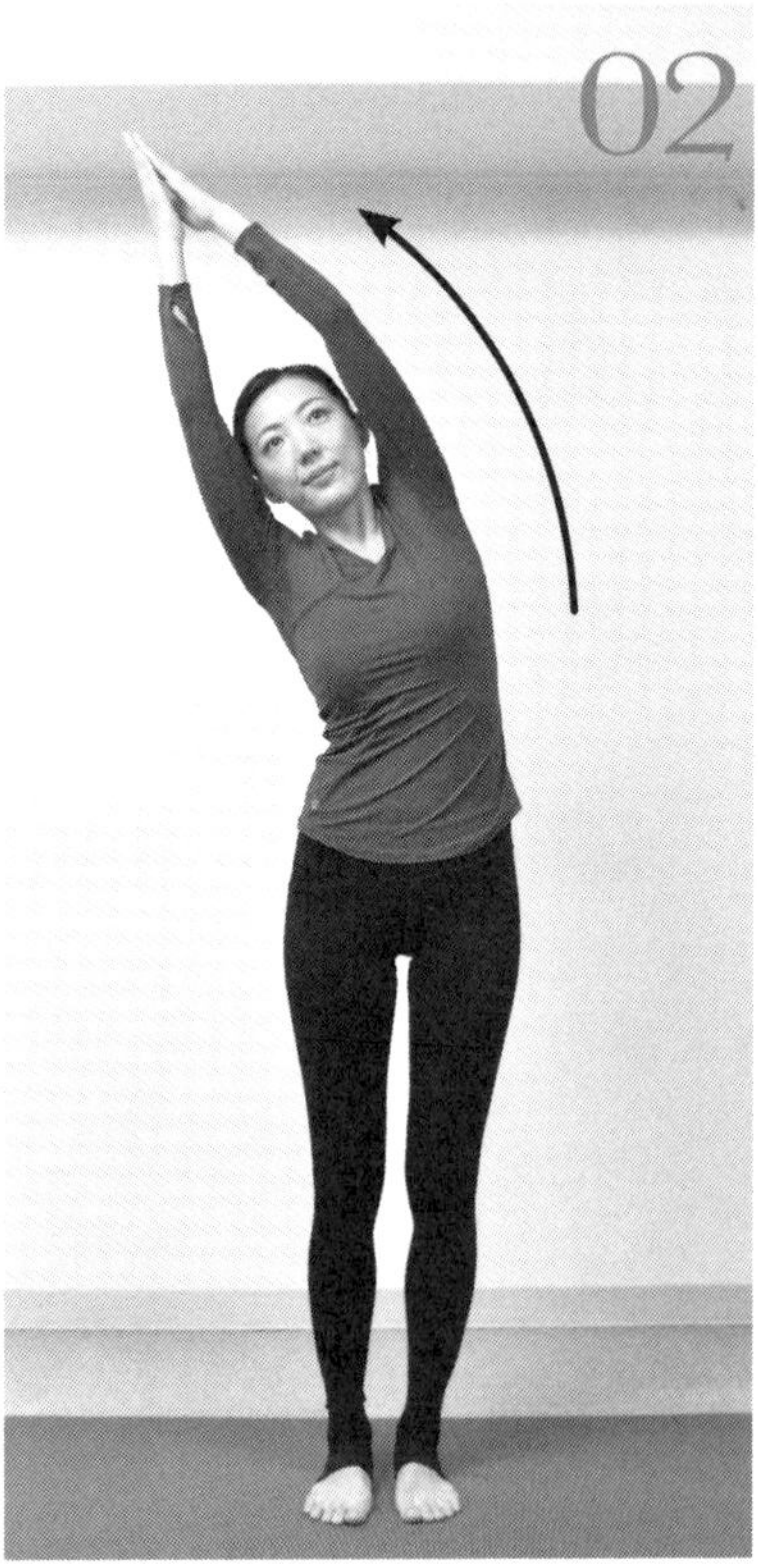

両手をつけて、左右に上体を倒し体側を伸ばす。

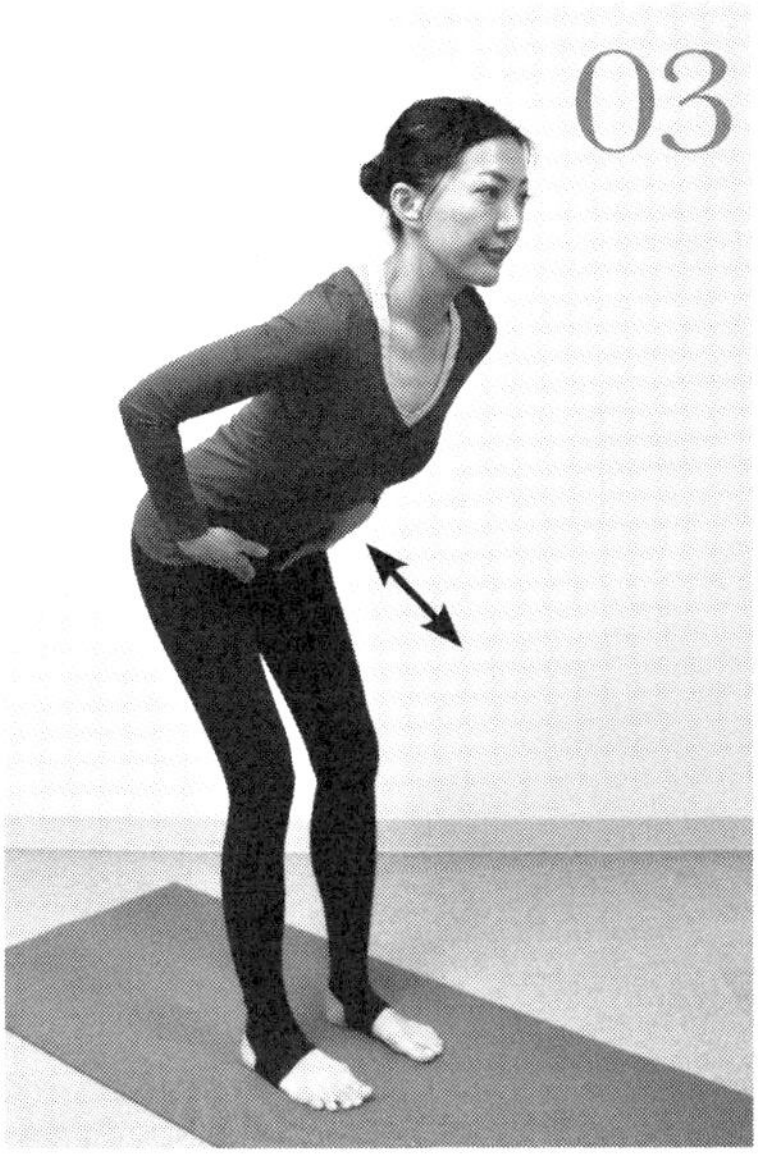

腰幅に足を開き、140、141 ページの股関節スクワットを行う。10 回ほど前後に小さく揺れる。

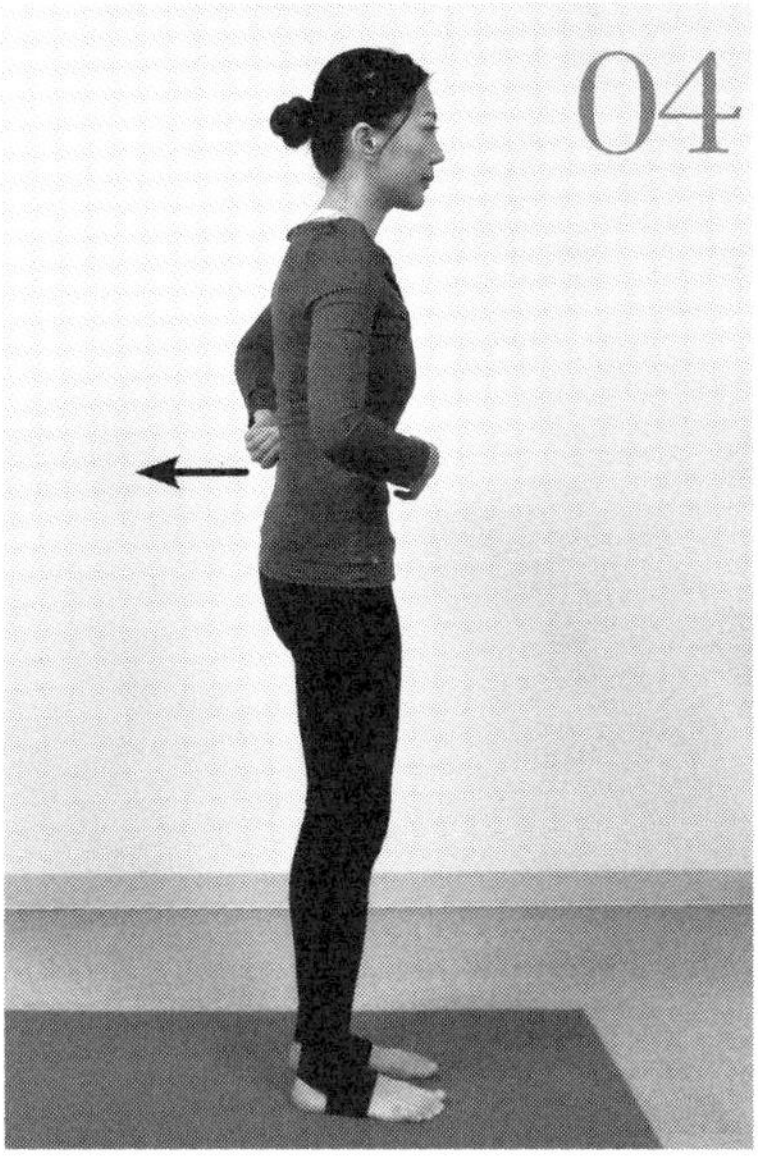

足を揃えて立ち、みぞおちを少し後ろに引く。みぞおち付近の背骨を軽く後ろに引くイメージで。

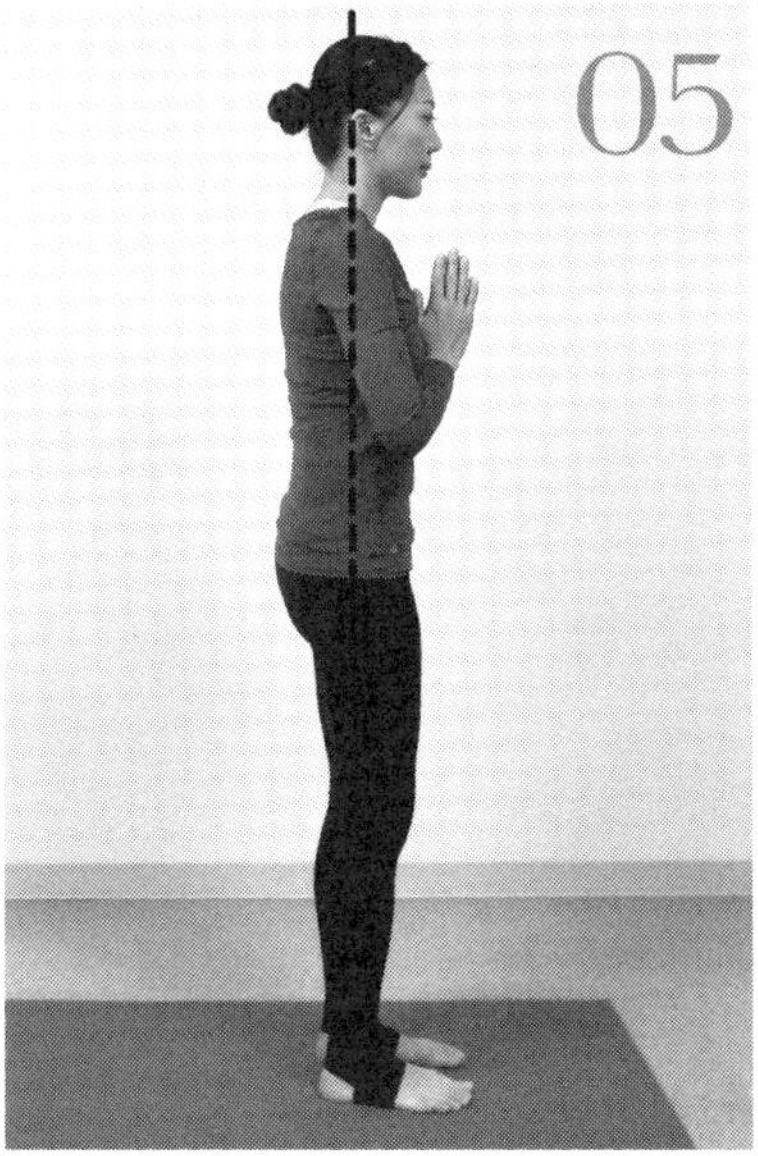

会陰から頭頂までまっすぐ伸びる身体の中心のライン（体軸）を意識して合掌。5 呼吸ほど静かに呼吸する。

● POINT ●

合掌すると身体の中心を意識しやすくなります。膝は脱力してゆるめておきましょう。

ワークの最後に行う、大切なクールダウンの時間

「針穴のポーズ」

ワークを行った後には、クールダウンさせてくれるこのポーズを行いましょう。副交感神経を優位にし、リラックスに導きます。

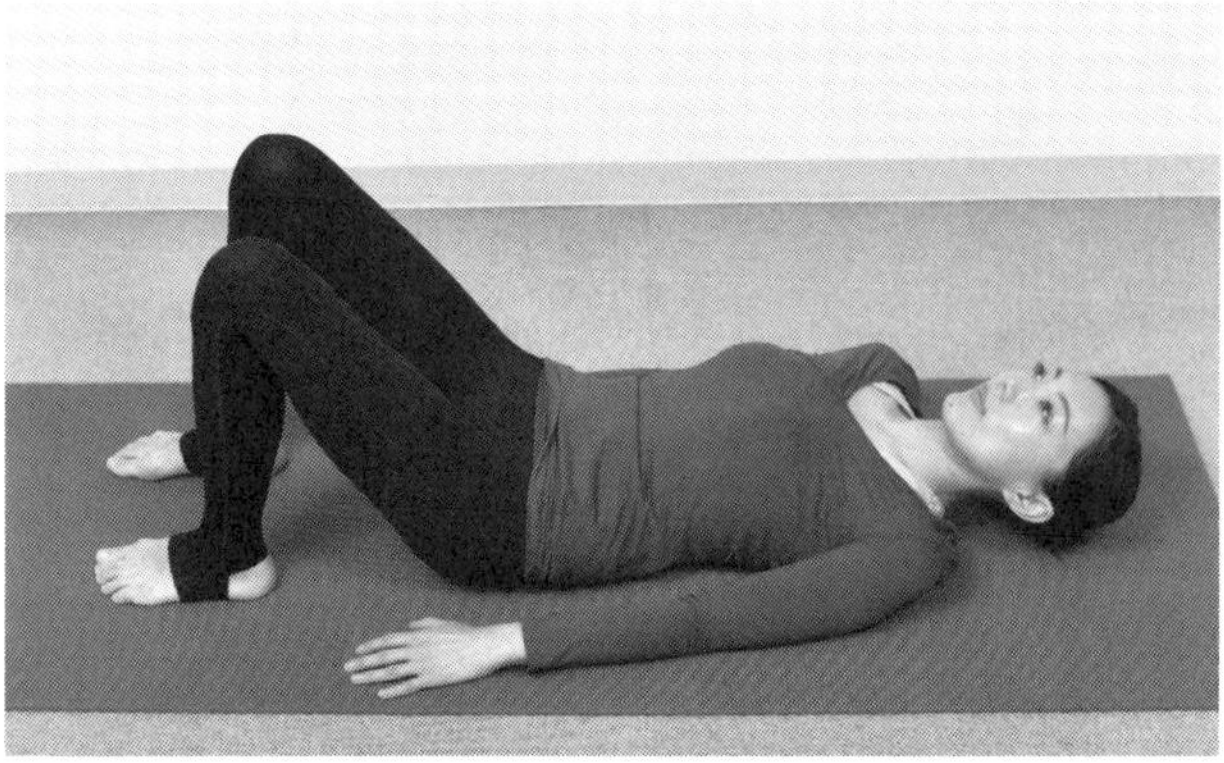

01

膝を立てて
仰向けになる。

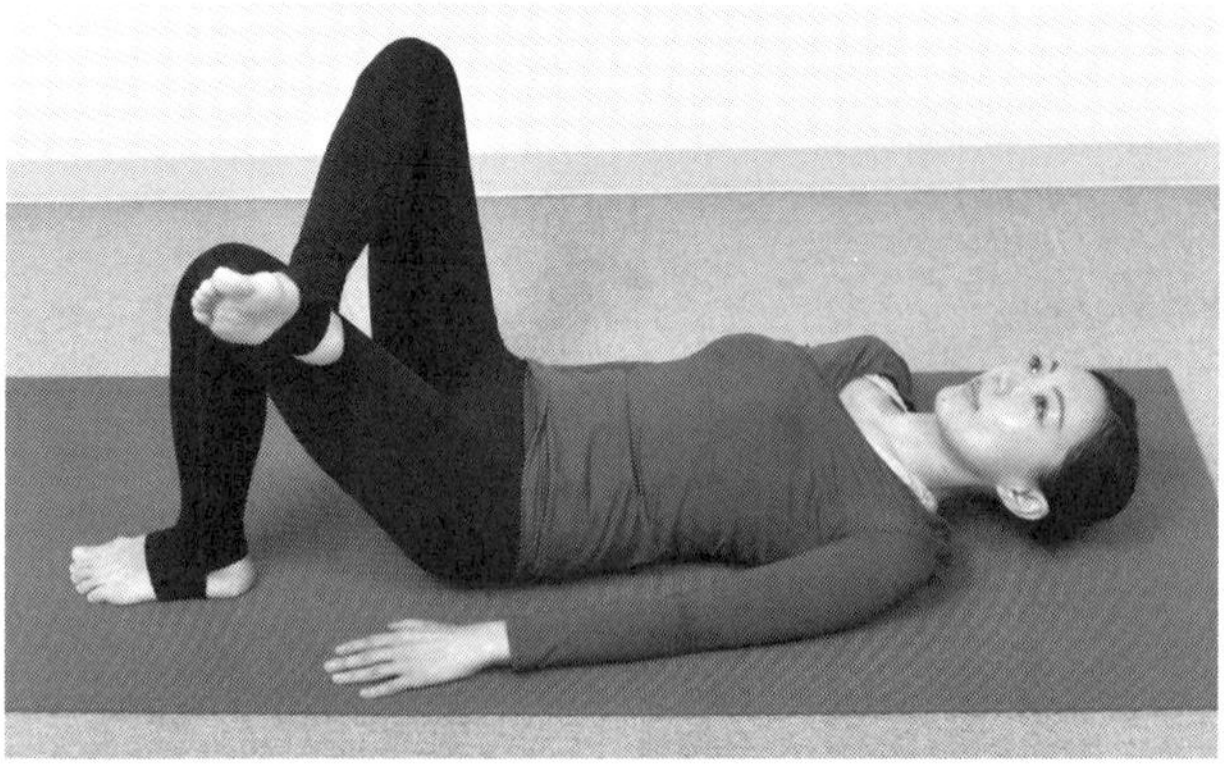

02

左膝に右足を
ひっかけ、右足
で輪をつくる。

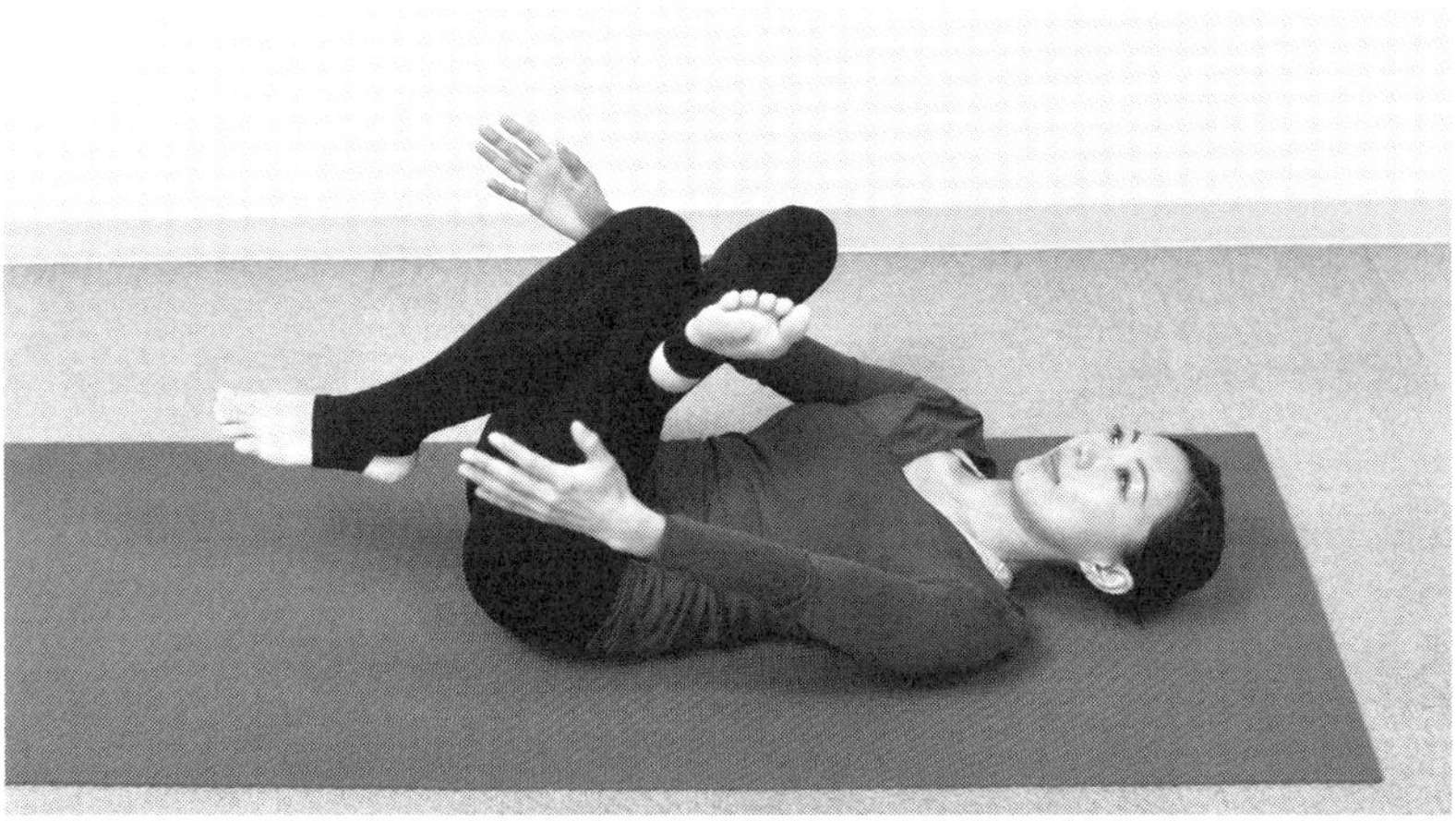

03 輪の中に右手を入れ、両脚を胸に引きつける。

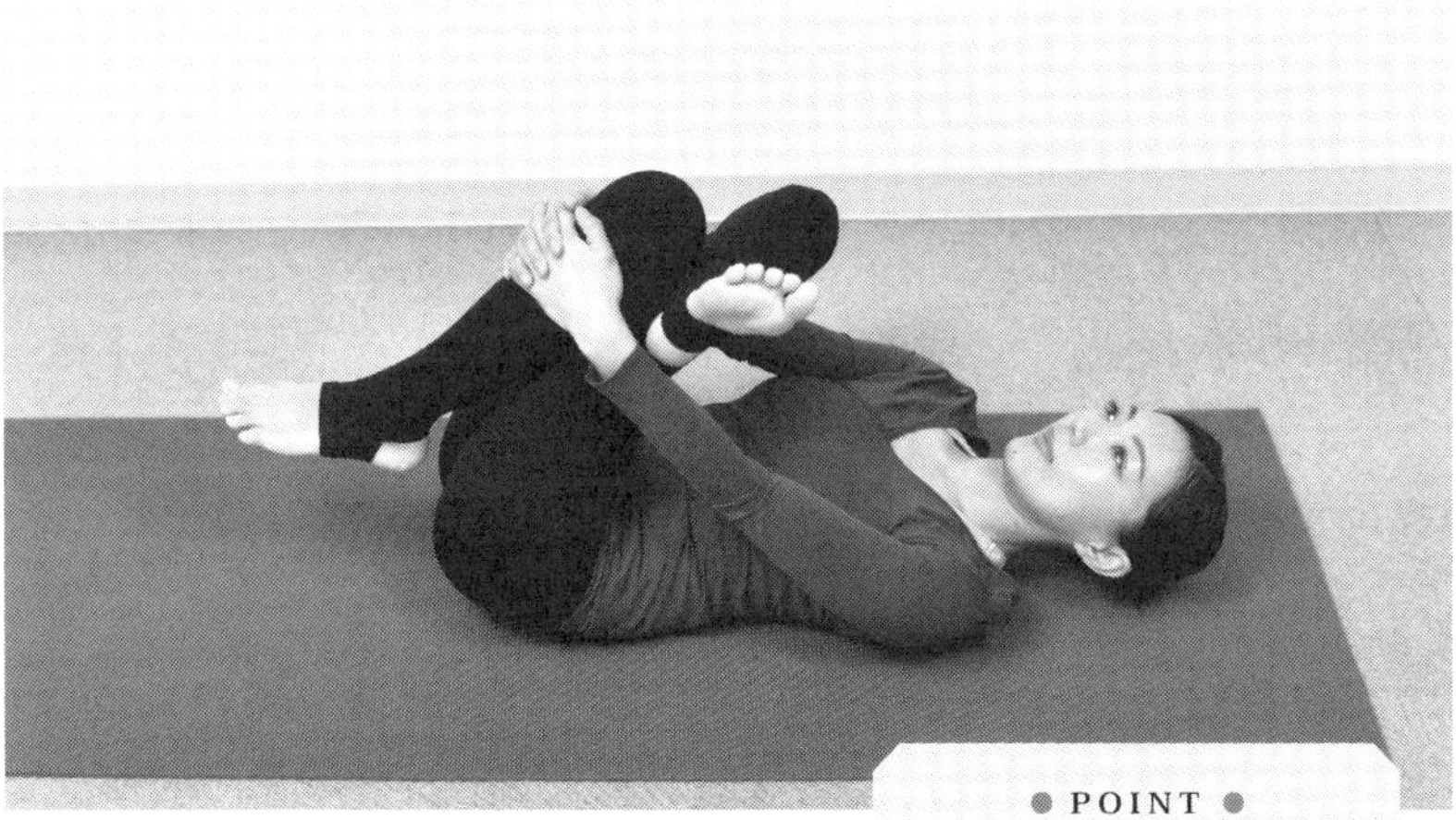

04 左手と手をつなぐ。
反対側の脚も同様に行う。5 ～ 6 呼吸おく。

● POINT ●

手をつなぐ位置は、もも裏でも、すねでも OK です。

05 手と脚をほどき、軽く脚を開いて大の字になる。目を閉じて呼吸に意識を向ける。吐く息をゆっくり行うことを意識する。最初は 2 ～ 3 分、慣れてきたら 10 分程度呼吸を続ける。

血管美人の、立ち方&座り方

最後に、基本の立ち方&座り方を紹介します。

自分の姿勢が悪いなと感じた時、つい姿勢を良く直そうとして胸を張って腰を反らせていませんか？

極端に胸を張った姿勢は、背中側の筋肉を緊張させるため、疲れが溜まり、長く持続させることができません。結果、気づくと背中が再び丸まり悪い姿勢になり、慌てて胸を張るという繰り返しになることがあります。

立ち方&座り方、どちらも基本の考え方として、その姿勢でいて心地よいか、呼吸が深く入っているかどうかが大切です。

「座り方」

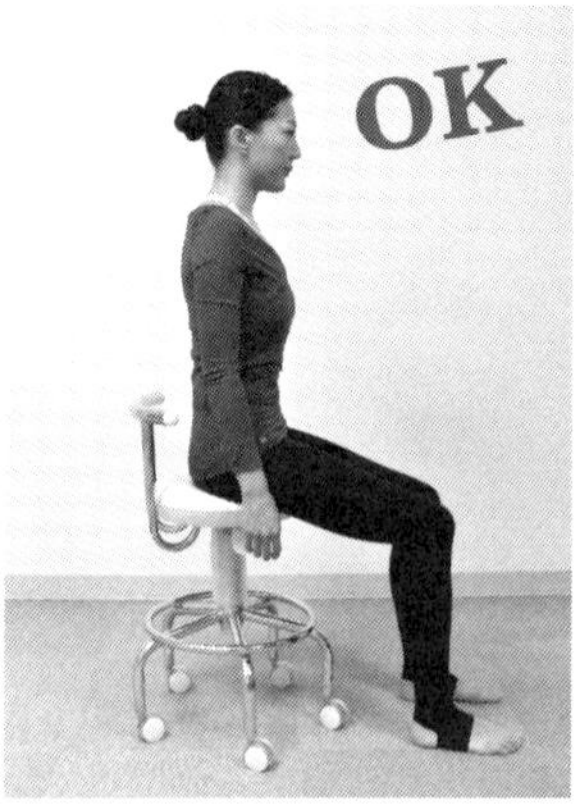

お尻を左右に揺らして座骨で立つように座る。姿勢を良く保とうとせず、身体の中心ラインを意識する。

反り腰

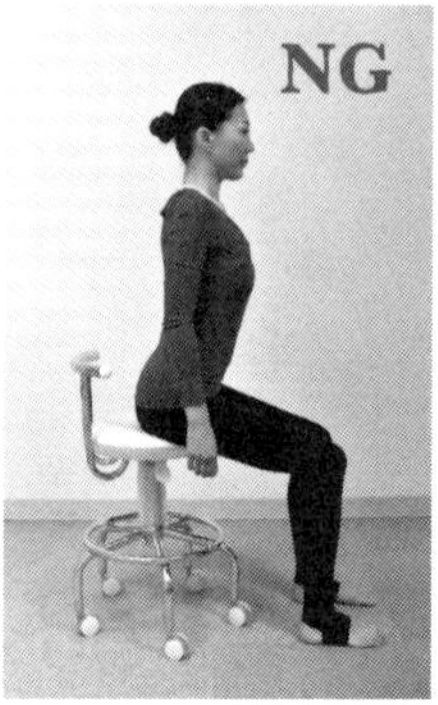

猫背

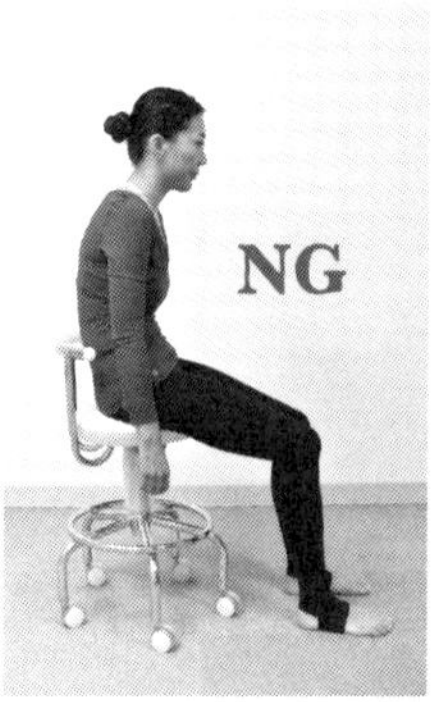

繰り返しになりますが、呼吸をする時は身体の前面だけが拡張するのではなく、背中や側面にも広がりが必要です。常に、全方向を意識するようにしてみましょう。胸を張った姿勢だと、腰も反りやすくなり、背中に空気が入りづらくなります。結果、身体の中心部にある大きな呼吸筋（横隔膜）の動きが悪くなり、筋肉に力が入り、肩こりや腰痛などの不調が出ます。

座り方、立ち方、両方に共通して背骨のＳ字カーブをゆるやかに保ち、会陰（肛門の５ミリ手前）から背骨の前よりを通って頭頂までまっすぐ一本の軸を意識するのがポイントです。

毎日、繰り返し行っている、座る、立つ。ぜひ一度、ご自身の座り方や立ち方を確認してみてください。

「立ち方」

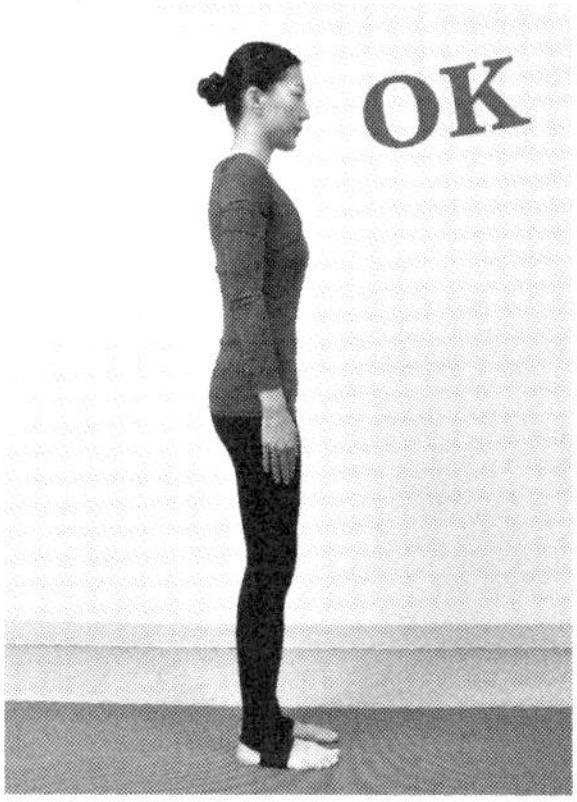

足を揃えた時、膝を軽くゆるめる。反り腰気味の人は、みぞおち辺りをほんの少し後ろに引くと良い。

骨盤後傾、猫背

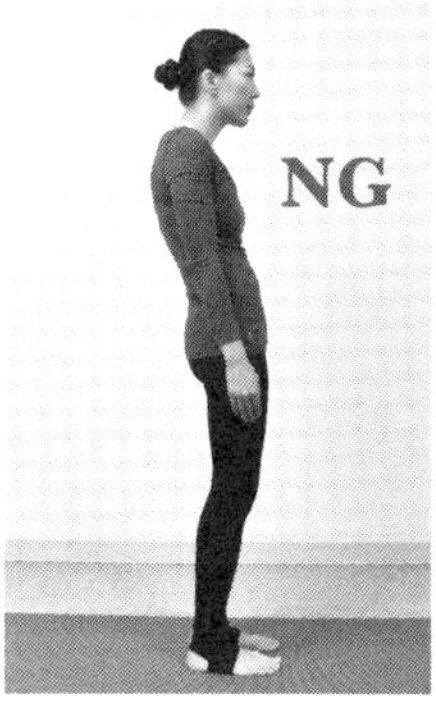

骨盤前傾し過ぎ

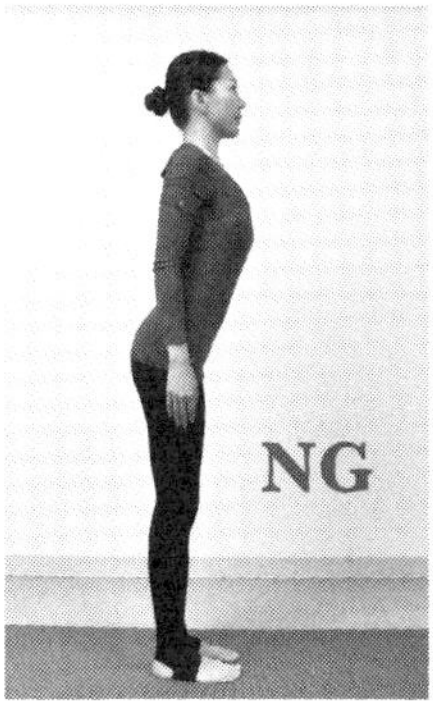

キレイになった！ 疲れにくくなった！
血管美人YOGAみんなの体験談

実際にワークを行って変化が起きた方たちの感想の一部をご紹介します。

※一部仮名で掲載しております。

体幹が備わり、アクティブに活動できるようになった

有香さん

痛みで動くことができず救急車で数回運ばれてしまうほど、毎回の生理痛が重く、生理前の感情の落ち込みにも悩んでいました。仕事に行くのが憂鬱で、女性であることをネガティブに捉える毎日でした。ヨガを始めて、苦しんだ冷えと痛みがおさまったことがまず嬉しかったです。日々の身体の使い方が変わったこと、呼吸法を毎日続けることで、疲れも感じにくくなりました。

周りからは姿勢が良くなってハツラツとしてきたねといわれるようになり、動くのがおっくうな性格だったのに、体幹が備わったことで、アクティブに活動できるようになりました。生まれ変わったような感覚です。

姿勢が整い、力みがとれ、
やわらかな印象を与えるようになった

Emikoさん

力みのない姿勢がとれるようになったことで、ヒールでの立ち方、歩き方が格段に変わりました。身体がとても無理をしていたことが分かり、呼吸も浅く心身が疲弊していましたが、姿勢が整い、体軸が整ったことで余分な力みがとれ、やわらかな印象になりました。もっと早くにこのワークに出合っていたら、出会いやチャンスも変わっていたかも！？　ゆるめることはとても有意義で魅力的です。

睡眠の質、冷えの改善、食欲の暴走もSTOP!

近藤りかさん

クラスに参加するようになってから、長年悩んでいた生理のトラブルの改善はもちろん、多くの身体の変化がありました。まず驚いたのが睡眠。始めてヨガを受けた次の日、今までにないくらいスッキリした目覚めに感動しました。冷えの改善、食欲も暴走しなくなったりと嬉しい変化ばかり起きました。

今では、心と身体を支えるお守りのような存在になっています。

手袋をするほど冷えていた手の冷え……

ようこさん

学生時代、手袋をつけて授業を受けていたくらい手の冷えに悩まされていましたが、それが改善しました！どれだけ、肩や腕に力みがあったのだろうと気づかされました。身体のラインが変わったことも嬉しい変化です。

肌のくすみ改善と、太もも＆お腹周りのサイズダウン!

林あおみさん

デスクワークメインの仕事が終わった後、帰宅すると、どっと疲労感を感じることが多く、グッタリして立ち上がれないほどでした。顔色も常にくすんでいて、あまり食べていないのに太ももやお腹に脂肪がついてとれないことも悩みでした。

血管美人ヨガワークの自律神経や呼吸、内臓のこりのことを知り、不良姿勢や浅い呼吸が自分にぴったりあてはまり、まずは１日５分からスタート。身体が気持ちよく伸びるのを感じ、だんだん自分のために身体と向き合う時間を長くとれるようになってきました。むくみが改善し、疲れやすさも軽減しています！　肌のくすみも解消し、太ももとお腹もサイズダウンしました。

あとがき

最後までお読みいただき、本当にありがとうございます。

わたしは、普段はヨガや整体などで姿勢づくりや呼吸などをメインにお伝えしていますが、ワークだけでなく、休息や睡眠時間、食事についても本質を目指し深めていくことが大切だと、日々気づかされています。

食については、栄養士としても活動させていただく機会があるのですが、現代栄養学だけでは何かが足りないと感じることもありました。しかし、自然の仕組みと協力して作物を育てていく農法など、多くの専門家の方たちと知り合うきっかけに恵まれ、身体や細胞が喜ぶ食材や食との付き合い方が少しずつみえてきました。

子どもの頃から身体や肌が弱く、10代、20代はアレルギーや生理痛などの不調を常に多数抱えていました。身体に不調が多いと心にも余裕がなくなるので、自分を好きになることも難しかったです。〝血管美人〟というよりも、〝血管不美人〟になりやすいタイプだったと思います。

だからこそ健康への憧れが強く、まずはなんとか痛みや不調のない身体になりたいと、たくさんの本を読み、模索している時に、〝体軸〟と〝ヨガ〟に出合いました。身体と心はつながっていて、しなやかな身体には、しなやかな精神が宿ると思います。

〝健康を超えた、深い健康〟を目指し始めて10年以上が経ち、少しずつですが、自分も周囲も大切にできるようになってきました。

力みのない呼吸の大切さ、そしてそのゆるんだ呼吸のためには、力みのない姿勢が必要であること。そして力みのない姿勢のためには、身体を十分にゆるめて身体の使い方の力みをとる練習が必要であること。

これらは、しなやかな血管のためにも外せない大切なポイントです。

本書を読んでくださった方が、生活を見直したり、セルフケアを習慣化することにより、血管のしなやかさを取り戻し、より健康に、美しくなるきっかけになれれば嬉しく思います。

わたしも血管美人を目指す一人として、年齢を重ねるのを怖がるのでなく、いかにゆるんでしなやかになっていくかを考え、これからも身体づくりをしていきたいと思っています。

一人でも多くの方とこれを共有し、一緒に美しく年を重ねていけたらと願っています。

仁平美香

血管老化に関わらず、アンチエイジングの実践全般的にいえることですが、心掛けて欲しいことは、笑顔でいること、些細なことにも幸せを感じるということです。食生活や運動療法ももちろん大切ですが、心の在り方は見た目年齢に大きく関わってきます。そして、見た目が若く、輝いて見られるようにしていくことは健康に長生きすることにもつながります。

有名な双子研究で、ある双子の集団を写真のみで、どちらがより若く見えるかを医療者に判断してもらい、その後、双子のそれぞれがどれだけ長生きしたかを調査した結果、若いと判断された人の方が健康で長寿だったそうです。人は関わりを持ち、生きがいを見つけ、幸せを感じることで健康に長生きできることが、さまざまな研究で示されています。笑顔は生物の中で人にだけ与えられた特殊な能力であり、仮にストレスや不幸せなことがあっても、そんなことがないかのように錯覚させる魔法の力を持っています。

本書に書いた通り、自律神経に対して特定の刺激を与えると、身体全体がその神経に支配されていると「勘違い」させることが可能なように、笑顔を絶やさずにいれば、ストレスに負けない心身をつくっていくことができます。本書がみなさまの健康の一助となれば嬉しく思います。

宮山友明

著者略歴

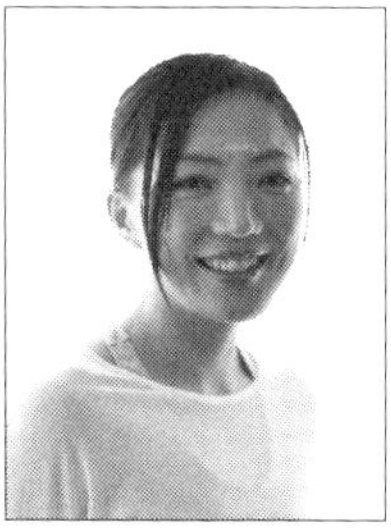

仁平美香 Mika Nihei

女性のためのヨガ協会代表ヨガ講師。月経血コントロールヨガ等インストラクター養成講座講師。栄養士。ホリスティックガーデンにてセラピストとしても活動。『はじめての月経血コントロールヨガ』等著書多数。アンダーザライトヨガスクールにて女性のためのヨガを開催中。
◎女性のためのヨガ協会　http://yogawoman.jp

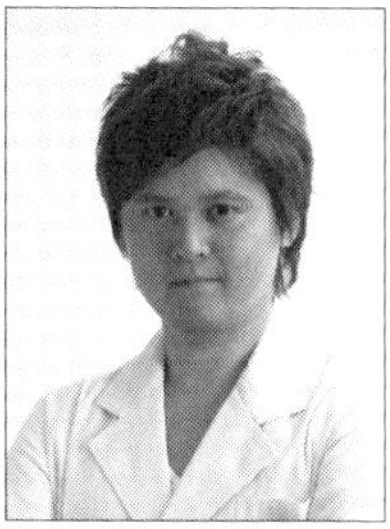

宮山友明 Tomoaki Miyayama

千葉大学医学部附属病院循環器内科で心臓専門医として診療、日本抗加齢医学会専門医としてアンチエイジング医学、日本医師会認定健康スポーツ医としてスポーツ医学にも取り組む。女性の様々な健康や美容問題に精通。日本テレビ系列「PON!」など各種メディアで紹介される。

血管をキレイにする、呼吸、食事、ヨガ

医師もすすめる

血管美人YOGA

2018年3月25日　初版第１刷発行

著　者　仁平美香・宮山友明
発行者　東口敏郎
発行所　株式会社BABジャパン
〒151-0073
東京都渋谷区笹塚１-30-11 中村ビル
TEL 03-3469-0135
FAX 03-3469-0162
URL http://www.bab.co.jp/
E-mail shop@bab.co.jp
郵便振替00140-7-116767
印刷・製本　中央精版印刷株式会社

ISBN978-4-8142-0117-4 C2077
＊乱丁・落丁はお取り替えします。

Cover Design◯梅村昇史　DTP Design◯石川志摩子
Illustration◯佐藤末摘

BOOK Collection

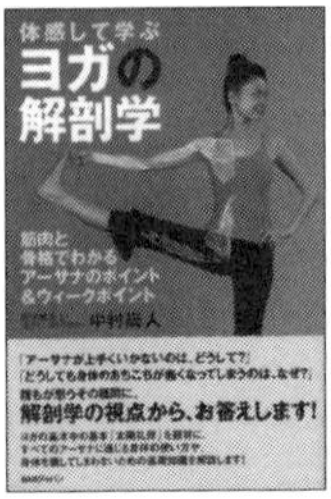

体感して学ぶ **ヨガの解剖学**

「ヨガのアーサナ（ポーズ）が上手くいかないのは、どうして？」「どうしても身体のあちこちが痛くなってしまうのは、なぜ？」 誰もが思うその疑問に、解剖学の視点からお答えします！ 本書では、ヨガの基本中の基本「太陽礼拝」のポーズを題材に、すべてのヨガのアーサナに通じる身体の使い方や、身体を壊してしまわないための基礎知識を解説します。

●中村尚人 著 ●四六判 ● 232 頁 ●本体 1,600 円+税

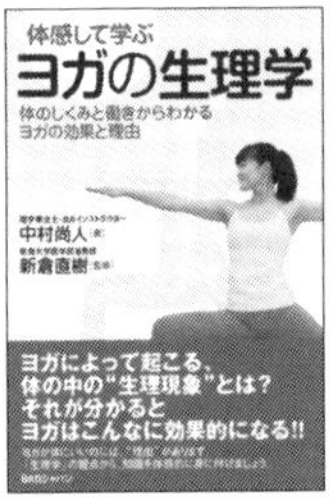

体感して学ぶ **ヨガの生理学**

体のしくみと働きからわかるヨガの効果とその理由

ヨガによって起こる、体の中の“生理現象”とは？ それが分かると、ヨガはこんなに効果的になる !! ヨガが体にいいのには、“理由”があります。「生理学」の観点から、知識を体感的に身に付けましょう。

●中村尚人 著 ●四六判 ●180頁 ●本体 1,400 円+税

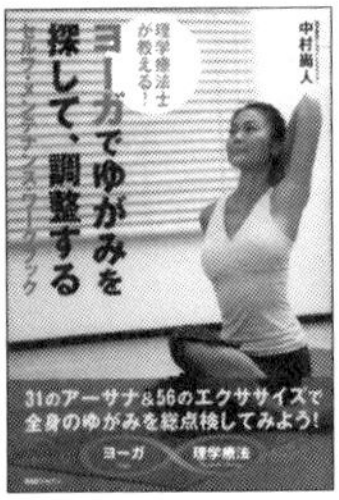

理学療法士が教える！ セルフ・メンテナンス・ワークブック

ヨーガでゆがみを探して、調整する

「31 のアーサナ、56 のエクササイズ」 いくら鏡の前に立って眺めてみても、シロウトでは自分の「不調の原因」＝「身体のゆがみ」は、見えません！ だから「①ヨガのポーズで、身体のゆがみをチェック！」「②改善のアーサナで、ゆがみを改善！」「③さらに、生活習慣のゆがみの元を検索！」

●中村尚人 著 ●B5判 ●152頁 ●本体1，600円+税

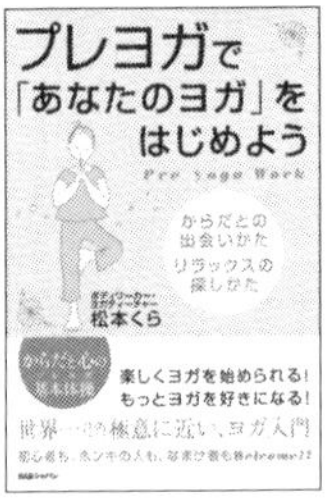

プレヨガで「あなたのヨガ」をはじめよう

からだとの出会いかた、リラックスの探しかた

ヨガでリラックスできる人、いくらやっても辛くて苦しい人。その違いはリラックスする感覚を知っているかどうかにかかっています。本書はそんな「リラックス感覚」をつかむためのボディワークを紹介します。ビギナーには入門書に、ベテランにも新しい発見がある内容です。

●松本くら 著 ●四六判 ●240頁 ●本体1，600円+税

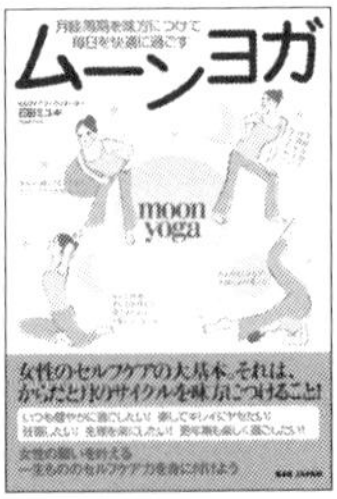

月経周期を味方につけて 毎日を快適に過ごす

ムーンヨガ

女性のセルフケアの大基本。それは、からだと月のサイクルを味方につけること！ この本では、女性の願いを叶える一生もののセルフケア力の身に付け方を紹介します。子宮や卵巣が歪むってホント！？ 女性ホルモンはどんな働きをするの？ 知ればからだが愛おしくなる、女性の生理学を優しく解説。

●石田ミユキ 著 ●A5判 ●224頁 ●本体1，300円+税